Monthly Book *Derma.*

編集企画にあたって…

JN115770

　我が国をはじめとする東アジア諸国で悪性黒色腫(メラノーマ)は，いわゆる「希少がん」に分類されるほど発症率の低い稀な疾患である．このため，個々の皮膚科医がこの腫瘍に遭遇し治療に携わる機会は，一部のがん診療専門施設を除けばそれほど多くなかった．一方で，分子生物学の急速な進歩はメラノーマにも及び，遺伝子変異と発がん誘因を元にした新たな臨床分類が提唱・応用されるなど，様々な面でメラノーマの診療は転換期を迎えている．さらに，抗 PD-1 抗体や抗 CTLA-4 抗体などの免疫チェックポイント阻害薬や BRAF 阻害薬などの低分子性分子標的薬のような革新的な新薬の出現によって，進行期メラノーマの治療成績は格段に進歩しつつあり，むしろ選択肢が増えた分だけその使い分けにより一層の知識が必要とされるようになった．このためメラノーマ診療レベルの均てん化を目指して，日本皮膚科学会をはじめとする各国の学会や組織によってメラノーマ診療ガイドラインが策定されるようになったが，治療の進歩があまりに早く，改定が追いつかないといった問題も存在する．メラノーマ全体では 5 年生存率が 80％に及ぶほど予後良好な悪性腫瘍であることから，新規治療が必要とされるような進行期に陥らせないよう，初期治療を適正に行うことが重要である．本号ではメラノーマ診療に意欲的に取り組んでおられる方々に，それぞれ得意とされる分野の執筆をお願いし，初期診断から進行期までの治療，さらには日常診療で必要とされるが，あまり触れられることのない経過観察法まで，メラノーマ診断を一連の流れとして理解できるように特集を企画した．

　我が国におけるメラノーマの特徴は，臨床病型での末端黒子型や粘膜型の占める割合が高く，進行例の占める割合が高いことである．それもあって，BEAF 遺伝子変異例が欧米より少なく，分子標的療法の対象となる患者が少ない，免疫療法の有効率が欧米より劣るなどの治療面への影響もみられる．つまり，欧米とは診療の対象となる患者の病型も治療反応性も異なることが多いため，欧米のガイドラインをそのまま実臨床に当てはめることには無理な面があると考えられる．つまり我が国のメラノーマ診療では，この内外の臨床特徴の差を考えながら診断と治療をプランニングしていくことが要求されるわけである．

　本号では初期診療においては良性病変との鑑別診断と，それを元にした病期診断と手術を主体とする初期治療，さらには進行期に対する集学的治療までを，論理的に考えながらプランを構築していけるようにすることを一つの目標とした．さらに，従来あまり触れられることのなかった治療後の経過観察法についても知っていただけるように配慮した．この特集がメラノーマ診療の一連の流れと最近のトレンドを学習する一助になれば幸いである．

2020 年 6 月

爲政大幾

KEY WORDS INDEX

WRITERS FILE

ライターズファイル
(50 音順)

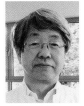

爲政 大幾
（いせい たいき）

1983年	関西医科大学卒業 同大学皮膚科学教室, 医員
1987〜90年	ドイツ連邦共和国キール大学, 客員研究員
1990年	関西医科大学皮膚科, 助手
1997年	同, 講師
2006年	同大学附属枚方病院皮膚科, 副部長
2007年	同大学皮膚科, 助教授（その後, 職名変更により准教授）
2014年	大阪医療センター皮膚科, 科長
2016年	大阪府立成人病センター腫瘍皮膚科, 主任部長
2017年	大阪国際がんセンター腫瘍皮膚科, 主任部長（移転・名称変更）

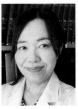

木庭 幸子
（きにわ ゆきこ）

1993年	信州大学卒業 同大学皮膚科, 研修医
1995年	長野赤十字病院皮膚科
1998年	慶應義塾大学先端医科学研究所, 研究員
2000年	信州大学皮膚科, 医員
2003年	ベイラー医科大学Center for Cell and Gene Therapy 留学
2006年	信州大学皮膚科, 助教
2011年	同, 講師
2018年	同, 准教授

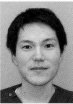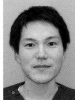

中野 英司
（なかの えいじ）

2005年	神戸大学卒業
2007年	兵庫県立がんセンター皮膚科
2009年	神戸労災病院皮膚科
2014年	神戸大学大学院修了
2015年	同大学皮膚科, 助教
2017年	国立がん研究センター中央病院皮膚腫瘍科
2019年	神戸大学皮膚科, 助教

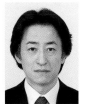

内 博史
（うち ひろし）

1997年	九州大学卒業 同大学医学部附属病院皮膚科, 研修医
1999年	同大学大学院医学研究院進学
2000年	スイスジュネーブ大学, 研究員
2002年	九州大学大学院医学研究院修了（医学博士取得）
2003年	米国スローン・ケタリング記念癌センター, リサーチフェロー
2006年	九州大学病院皮膚科, 助教
2008年	同大学病院油症ダイオキシン研究診療センター, 准教授
2014年	同大学大学院医学系研究科皮膚科学, 准教授
2019年	国立病院機構九州がんセンター皮膚腫瘍科, 医長

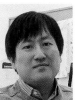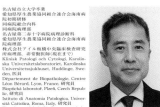

後藤 啓介
（ごとう けいすけ）

2004年	名古屋市立大学卒業 愛知県厚生農業協同組合連合会海南病院初期研修
2006年	同病院総合内科
2009年	同病院病理部
2010年	名古屋第一赤十字病院病理診断科
2011年	愛知県厚生農業協同組合連合会海南病院病理部
2013年	株式会社アイル板橋中央臨床検査研究所病理部, 非常勤医師（現在まで）
2016年	Klinisk Patologi och Cytologi, Karolinska Universitetslaboratoriet, Karolinska Universitetssjukhuset, Huddinge, Sweden, 医員
2018年	Département de Biopathologie, Centre Léon Bérard, Lyon, France, 研究員 Bioptická laborator, Plzeň, Czech Republic, 研究員 Istituto di Anatomia Patologica, Università Cattolica, Roma, Italy, 研究員 Forschungseinheit für Dermatopathologie, Universitätsklinik für Dermatologie und Venerologie, Medizinische Universität Graz, Graz, Austria, 研究員
2019年	Département de Biopathologie, Centre Léon Bérard, Lyon, France, 研究員, 非常勤医師（現在まで） 静岡県立静岡がんセンター病理診断科, 非常勤医師（現在まで） 地方独立行政法人大阪府立病院機構大阪国際がんセンター病理・細胞診断科, 非常勤医師（現在まで） がん・感染症センター都立駒込病院病理, 非常勤医師（現在まで） 兵庫県立がんセンター皮膚科, 非常勤医師（現在まで）

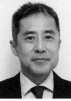

中村 泰大
（なかむら やすひろ）

1997年	筑波大学卒業 同大学附属病院皮膚科, 研修医
1998年	日立製作所多賀総合病院皮膚科, 医員
1999年	虎の門病院皮膚科, 後期専修医
2002年	筑波大学附属病院皮膚科, 医員
2007年	同大学大学院博士課程修了 同大学皮膚科, 講師
2013年	埼玉医科大学国際医療センター皮膚腫瘍科・皮膚科, 准教授
2017年	ドイツ University of Duisburg-Essen 留学
2018年	埼玉医科大学国際医療センター皮膚腫瘍科・皮膚科, 教授

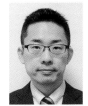

大江 秀一
（おおえ しゅういち）

2002年	関西医科大学卒業 同大学皮膚科入局
2004年	同, 助教
2012年	同大学大学院修了 同大学皮膚科, 助教
2015年	米国 John Wayne Cancer Institute, Department of Translational Molecular Medicine 留学
2017年	大阪府立成人病センター腫瘍皮膚科, 医長 大阪国際がんセンター（移転改称）腫瘍皮膚科, 医長
2018年	同, 副部長

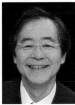

田中 勝
（たなか まさる）

1984年	慶應義塾大学卒業
1992年	同大学博士（医学）
1993〜95年	英国ウェールズ大学留学
1996年	慶應義塾大学皮膚科, 講師
1999年	同, 助教授
2006年	東京女子医科大学東医療センター皮膚科, 助教授
2007年	同, 教授

松下 茂人
（まつした しげと）

1993年	熊本大学卒業 鹿児島大学皮膚科入局
1999年	同大学大学院医学研究科修了, 学位 博士（医学） 阿久根市民病院皮膚科, 医長
2001年	熊本大学皮膚科形成外科診療部
2004年	佐賀大学形成外科, 助手（助教）
2005年	鹿児島大学皮膚科, 講師
2013年	同, 准教授
2014年	スイス University Hospital Zurich 留学 独立行政法人国立病院機構鹿児島医療センター皮膚腫瘍科・皮膚科, 科長

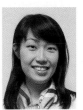

中嶋 千紗
（なかしま ちさ）

2005年	大阪市立大学卒業 卒後, 京都や兵庫の病院で研修
2010〜14年	京都大学大学院医学研究科博士課程
2014年	京都大学医学部皮膚科, 助教
2017年	日本学術振興会, 特別研究員

山﨑 修
（やまさき おさむ）

1993年	島根医科大学卒業 岡山大学皮膚科入局
1995年	呉共済病院皮膚科, 医師
1996年	社会保険広島市民病院皮膚科, 医師
1997〜2007年	岡山大学皮膚科, 医員/助手
2003〜04年	仏国リヨン大学細菌学教室
2007年	岡山赤十字病院皮膚科, 医師
2008年	国立病院機構岡山医療センター皮膚科, 医長
2009年	岡山大学病院皮膚科, 講師
2015年	同大学大学院医歯薬学総合研究科皮膚科, 講師
2017年	同大学病院メラノーマセンター, センター長
2018年	同大学大学院医歯薬学総合研究科皮膚科学分野, 准教授

INDEX

Monthly Book Derma. No. 298／2020.7 ◆目次

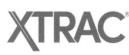
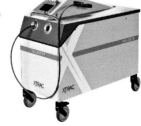

いま基本にかえるメラノーマ診療

◆編集企画／大阪国際がんセンター部長　爲政　大幾　　◆編集主幹／照井　正　　大山　学

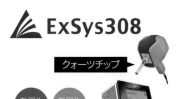
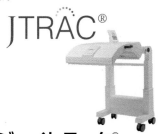

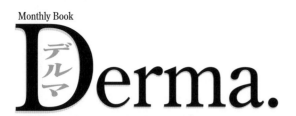

Monthly Book

Derma.

好 評

No.281

これで鑑別はOK！

ダーモスコピー
診断アトラス
―似たもの同士の鑑別と限界―

2019 年 4 月増刊号
編集企画：**宇原　久**（札幌医科大学教授）
定価（本体価格 5,600 円＋税）　B5 判　166 ページ

ダーモスコピーの有効性と限界に焦点を当てた実践書

臨床の場面で遭遇しうる、"ダーモスコピーの似たもの同士"の鑑別診断に特化した実践書です。
脂漏性角化症、メラノーマ、基底細胞癌、付属器腫瘍の鑑別や、顔のシミ、赤い病変や青い病変、
脱毛症や爪病変など、診断に迷う病変について選りすぐりのダーモスコピー像を多数掲載。
鑑別のポイントをわかりやすく解説し、その有効性と限界に迫ります。

◆目次

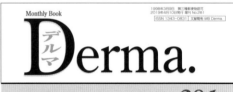

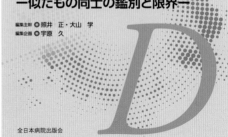

（株）全日本病院出版会　www.zenniti.com

〒 113-0033　東京都文京区本郷 3-16-4　　電話（03）5689-5989　　FAX（03）5689-8030

MB Derma, 298：1-8, 2020.

◆特集／いま基本にかえるメラノーマ診療

メラノーマ診断と治療の流れ

大江秀一*　　爲政大幾**

Key words：ABCD(E)ルール(ABCD(E) criteria)，ダーモスコピー(dermoscopy)，生検(biopsy)，画像診断(diagnostic imaging)，AJCC 病期分類第 8 版(AJCC Cancer Staging Manual 8th edition)，原発不明(primary unknown origin)

Abstract　メラノーマは進行すると極めて予後不良な皮膚悪性腫瘍の 1 つであり，早期発見，早期治療が重要である．そのために，実臨床においてどのようにメラノーマを診断し，治療につなげていくかについて概説する．また，メラノーマの病期分類は AJCC/UICC 病期分類が用いられ，2018 年から第 8 版となっている．本邦のメラノーマ診療ガイドライン 2019 においても，病期別の治療指針が記載されており，病期分類を適切に行うことが望まれる．さらに，メラノーマは原発巣の自然消退をきたすことがあることに注意が必要である．

はじめに

メラノーマに対しては近年，様々な新規薬物療法の有効性が示され，さらに現在，多くの臨床試験が進行中である．しかし，メラノーマは進行すると極めて予後不良な皮膚悪性腫瘍の 1 つであり，早期に診断を確定し，適切な治療につなげることが大切である．本稿ではメラノーマの診断と治療の流れについて概説する．

メラノーマの診断と治療(図 1)

メラノーマはメラノサイトや母斑細胞由来の腫瘍であり，稀に無〜低色素性の症例もあるが，多くは黒色調を呈する．そのため，患者自身や家族が色素性病変に気づき，医療機関を受診する場合も多い．

1．問診，視診，触診，ダーモスコピー(図 2)

a）問　診

病変の出現時期を聴取する．中高年での発症で

あれば，メラノーマの可能性がより高くなる．また，色素性病変の色調や大きさの変化の有無，その出現時期や変化のスピードについて尋ねる必要がある．さらに，紫外線曝露歴，外的刺激の有無，skin type についても問診する．病変が幼少期に発症しており，かつ変化に乏しい場合は，メラノーマである確率は低くなる．

b）視　診

視診においては，A：Asymmetry(非対称性)，B：Border irregularity(境界が不規則)，C：Color variegation(多彩な色調)，D：Diameter enlargement greater than 6 mm(大きな直径であり，特に 6 mm 以上)，E：Evolving lesion(病変の進展)からなる ABCD(E)ルールが参考となる[1]．初診時あるいは病変の生検や切除を行う前に患者の同意を得て，病変の臨床写真を撮影しておくことが望ましい．

本邦の皮膚メラノーマでは掌蹠や爪部に生じる，いわゆる末端黒子型がおよそ半数を占めている[2]．末端黒子型には爪部の症例も含まれるが，爪部メラノーマは初期には単一の色素線条で始まり，次第に拡幅，色調の変化，線条の増数，周囲皮膚への滲み出し(Hutchinson 徴候)などが生じ，

* Shuichi OHE，〒541-8567 大阪市中央区大手前 3-1-69　地方独立行政法人大阪府立病院機構 大阪国際がんセンター腫瘍皮膚科，副部長
** Taiki ISEI，同，主任部長

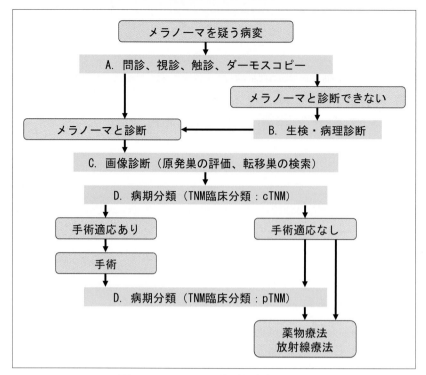

図 1. メラノーマの診断と治療の流れ

進行すると爪の変形や破壊を生じてくるという経過をたどる．このため，疑わしい例やメラノーマを否定しきれない例では，こういった変化に留意して定期的に経過を観察していってもよい．

  c）触　診

触診により病変の水平方向への拡がりだけでなく，皮下への伸展や下床の組織との関係を推測することができる．可動性が不良であれば，下床の組織に浸潤している可能性がある．また，触診がtumor thickness の概測につながることもある．

  d）ダーモスコピー

多くの例ではダーモスコピーによる色調の観察が診断に有用である．詳細はダーモスコピーの稿を参照いただきたいが，母斑細胞母斑，脂漏性角化症，老人性色素斑，基底細胞癌，皮膚線維腫，Bowen 病，汗孔腫，血腫などとの鑑別に有用である．

  2．生　検

以上の検査でメラノーマと診断できた場合は画像診断へと進むが，診断できない場合や tumor thickness を決定する必要がある場合には生検を検討する．生検では，可能であれば病変全体の評価ができる全切除生検が望ましいが，それが困難な場合には部分生検も許容される[3]．全切除生検の場合は，病巣辺縁より 1〜3 mm 程度の側方マージンで，深部は病変をすべて含める深さで切除する．診断確定後の拡大切除やセンチネルリンパ節生検の実施に備えて，リンパ流を障害しないようなデザインでの切除が望ましい．爪部メラノーマなど一次縫合ができない病変では，一時的に人工真皮で被覆しておく．部分生検では，最もメラノーマが疑わしく，また視触診などで最も tumor thickness が厚いと思われる部分から採取する．部分生検でメラノーマの診断に至らない場合は，採取部位が適切であったか検討し，全切除生検も含め再生検を考慮する．再生検や全切除生検でも診断に至らない場合には，臨床所見やダーモスコピー所見を合わせて検討し，皮膚悪性腫瘍や皮膚病理の専門家へのコンサルテーションを行う．

  3．画像診断

メラノーマと診断確定後ないしは診断と並行して，リンパ節や遠隔転移の検索のために，全身のスクリーニング画像検査を行う．単純 X 線と CT

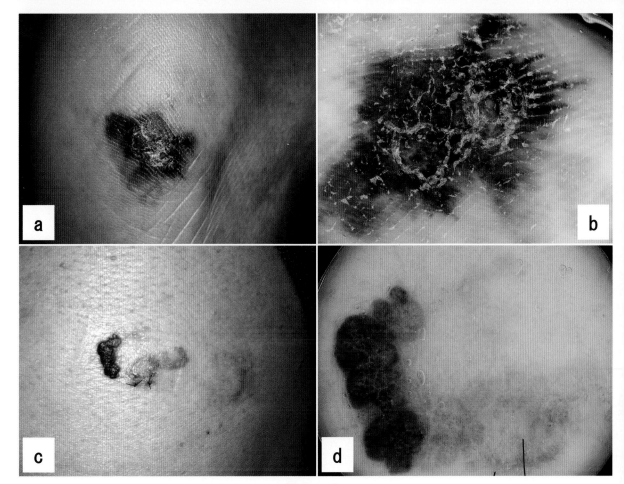

図 2-a〜d.
a：右踵メラノーマ．非対称性で境界が不規則な黒褐色斑である．
b：aのダーモスコピー所見．中央に角化を伴い，皮丘優位であり，境界が不規則である．
c：左腹部メラノーマ．黒褐色と淡紅色病変が混在している扁平隆起病変である．
d：cのダーモスコピー所見．黒褐色病変には pseudopods，不規則な色素沈着がみられ，淡紅色病変には不規則な血管拡張を伴っている．病変の中央から12〜3時方向にかけて淡い不規則な褐色斑があり，自然消退傾向と思われる．

を一次スクリーニングとして行い，さらにスクリーニング画像検査で転移が判明した場合は，表1に示すように病変が存在する各臓器に合わせた画像検査の追加を検討する．

　a）CT

　CT のなかでも multidetector CT（MDCT）が短時間で広範囲を撮影できるため頻用されている．スクリーニング検査として行う場合は，頸部から骨盤までの造影 CT を行うが，造影剤が使用できない場合は単純 CT を行う．リンパ節転移の検出には超音波検査が，遠隔転移の検索には PET/CT が CT よりも優れているとの報告もある[4]が，本邦での CT の普及率を考慮すると，妊婦以外への一次スクリーニングとして最も行われるべきと考えられる．

　b）PET/CT

　[18]F-2-deoxy-2-fluoro-D-glucose（FDG）を用いた FDG-PET 検査は，2010 年に早期胃がんを除くすべてのがんで保険適用となっているが，「他の検査，画像診断により病期診断，転移，再発の診断が確定できない場合」に認められていることに注意が必要である．さらに，PET/CT では異常集積の部位をより詳細に検討することができ，全身の転移巣の検出に優れているが，感度の点からセンチネルリンパ節への微小転移や脳転移の検出には限界がある[5]．

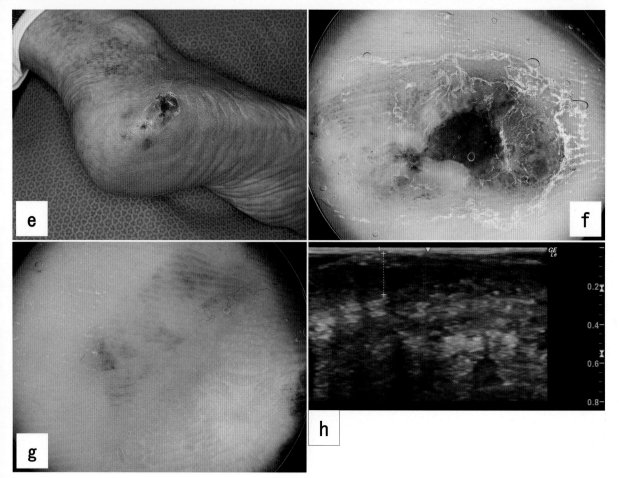

図 2-e〜h.

e：右踵メラノーマ．潰瘍を伴った黒色結節がみられ，周囲に境界が不規則で不整形の淡褐色斑がみられ，全体的に
　　非対称な病変である．
f：結節部のダーモスコピー．中央に潰瘍を伴い，青白色調ベール，血管拡張，不規則な色素沈着がみられる．
g：淡褐色斑部のダーモスコピー．皮丘優位パターンである．
h：結節部のエコー所見（B モード）．結節部は低エコーを呈している．

表 1. 病変が存在する各臓器に対する画像診断

皮膚〜筋肉	超音波，CT，MRI，PET/CT
リンパ節	超音波，CT，PET/CT
肺	CT，PET/CT
肝	超音波，CT，MRI，PET/CT
骨	CT，MRI，PET/CT，骨シンチグラフィ
中枢神経系	CT，MRI

c）超音波（エコー）検査

　超音波検査は無侵襲で，リアルタイムに病変の
形態や周囲組織との関係，血行動態などを評価で
きるため，原発巣やリンパ節転移の評価に有用で
ある．20 MHz 以上の高周波エコーにより，原発
巣は均一〜不均一な低エコー域として示され，

tumor thickness の推定に役立つ．その際，エコー
ゼリーを多めに使用し，病変を圧迫しないように
観察する．また，リンパ節の評価には 20 MHz 未
満の周波数のプローブを用い，さらに，カラード
プラやパワードプラを用いて血流を判定する．反
応性リンパ節腫大とリンパ節転移の所見の違いに
ついて表 2 に示す．検査手技の修得や所見判定に
はある程度の習熟を要する．

d）MRI

　MRI は脳転移の検出に優れているが，近年，全
身の転移の検索に対する拡散強調像（diffusion-
weighted whole-body imaging；DWI）の有用性
が見直されてきている[7]．原理としては，水分子

表 2. 反応性リンパ節腫大とリンパ節転移の所見の違い（文献 6 より）

	反応性リンパ節腫大	リンパ節転移
形　状	楕円形	微小転移では楕円形であるが，転移巣が大きくなるにつれて不整形となり，さらに，転移巣がリンパ節の大部分を占めると円形に近くなる
長径/短径	大きい 多くは長径/短径＞2	小さい
境　界	境界明瞭	被膜が破壊されると境界不明瞭となる
内部エコー	均一	不均一
血　流	リンパ門からの血流増加 リンパ門外からの血流は乏しい	新生血管により，2か所以上からの血流がみられる

表 3. AJCC 病期分類第 8 版における第 7 版との相違点

T 分類
・Tumor thickness の表記が小数第 2 位までの表記から，小数第 2 位を四捨五入した小数第 1 位までの表記となった．
・T1 のカットオフ値が 0.8 mm となった．
・核分裂像の項目が除外された．
・T0 に自然消退例を含めることとなった．
N 分類
・「顕微鏡的」，「肉眼的」の記載が「臨床的転移なし」，「臨床的転移あり」となった．
・in-transit 転移・衛星転移をまとめた亜分類 c が新設された．
M 分類
・血清 LDH 上昇の有無で a か b に亜分類されることとなった．
・中枢神経系への転移を M1d として独立させた．
病期分類
・T1bN0M0 の TNM 病理分類が I B から I A に変更された（TNM 臨床分類は変更なし）．
・病期Ⅲに ⅢD が新設され，T4bN3a〜c が ⅢD に分類されるようになった．

は生体内でランダムに動いており（拡散），正常組織では拡散速度が速いが，がん組織では拡散速度が遅くなることを利用している．DWIは呼吸しながら撮影するため，CT と比べて肺野病変の検出感度は劣るが，骨病変の検出には優れている[8]．また，DWI は PET/CT よりも遠隔転移の検索において，感度・特異度ともに優れているという報告もある[9]．また，比較的頻繁に施行できることで，再発や転移の早期発見や治療効果判定にもつながる．

4．病期分類

メラノーマの病期分類としては，一般に AJCC（American Joint Committee on Cancer）/UICC（Union for International Cancer Control）病期分類が用いられており，現在は第 8 版が公開されている[10]．第 7 版との相違点を表3に示す．

通常，まず TNM 臨床分類（cTNM）を行う．原発巣（T 分類：表 4）については，生検より得られた tumor thickness の情報に基づいて行うが，臨床所見やダーモスコピー所見によりメラノーマと診断されている場合は，生検を行わずに手術を行ってもよい．所属リンパ節転移（N 分類：表5）については，センチネルリンパ節生検や画像所見により，遠隔転移（M 分類：表6）については臓器に応じた生検や画像所見により行う．しかし，実臨床では転移臓器や部位によっては生検が不可能なことも多く，その場合には画像所見や血液検査所見などから判断せざるを得ない．

cTNM（表7）に基づいて治療方針を選択するが，その際に血液検査，心電図・心エコー，呼吸機能検査などを行い，患者の全身状態を把握しておく必要がある．血清腫瘍マーカーとしては，LDH や 5-S-cysteinyldopa（5-S-CD）（2019 年 12 月現在，保険適用外）がある．これらは早期診断に有用ではないが，進行期の薬物療法の効果判定や予測に役立つことがあるため[11]，ベースラインとして測定しておく必要がある．病変自体が切除可能であっても，手術が患者にとって過大な負担と

表 4. AJCC 病期分類第 8 版における T 分類

T 分類	Tumor thickness	潰瘍の有無
TX：tumor thickness が測定できない	問わない	問わない
T0：原発不明，完全消退		
Tis(melanoma *in situ*)		
T1	≦1.0 mm	不明，特定できず
T1a	<0.8 mm	潰瘍なし
T1b	<0.8 mm	潰瘍なし
	0.8～1.0 mm	潰瘍なし or あり
T2	>1.0～2.0 mm	不明，特定できず
T2a		潰瘍なし
T2b		潰瘍あり
T3	>2.0～4.0 mm	不明，特定できず
T3a		潰瘍なし
T3b		潰瘍あり
T4	>4.0 mm	不明，特定できず
T4a		潰瘍なし
T4b		潰瘍あり

表 5. AJCC 病期分類第 8 版における N 分類

N 分類	所属リンパ節転移の個数	In-transit 転移，衛星転移，and/or 微小衛星転移の有無
NX	不明(例：センチネルリンパ節生検を施行されていない，所属リンパ節が既に摘出されている) ※ T1 の症例には病理学的 N 分類でなく臨床的 N 分類を適用する	なし
N0	所属リンパ節転移なし	なし
N1		
N1a	1 個(臨床的転移なし，例：センチネルリンパ節生検での同定)	なし
N1b	1 個(臨床的転移あり)	なし
N1c	所属リンパ節転移なし	あり
N2		
N2a	2～3 個(臨床的転移なし，例：センチネルリンパ節生検での同定)	なし
N2b	2～3 個(臨床的転移あり)	なし
N2c	1 個(臨床的転移なし or あり)	あり
N3		
N3a	4 個以上(臨床的転移なし，例：センチネルリンパ節生検での同定)	なし
N3b	4 個以上(1 個以上の臨床的転移あり)or 癒合したリンパ節の存在	なし
N3c	2 個以上(臨床的転移なし or あり)and/or 癒合したリンパ節の存在	あり

なるようであれば，他の治療法を検討する．また，高齢の患者では年齢よりも performance status (PS)をより重視して，治療方針を決定するべきであろう．

切除可能と判断されれば，病期に応じて原発巣の広範・拡大切除やリンパ節郭清などの外科的手術を行い，それにより得られた病理組織所見を加えて TNM 病理分類(pTNM：表 8，9)を行う．

進行例においては術後補助療法を検討するが，有効性が認められているのはペムブロリズマブ

表 6. AJCC 病期分類第 8 版における M 分類

M 分類	転移部位	血清 LDH 値
M0	遠隔転移なし	問わない
M1	遠隔転移あり	
M1a		測定されていない，不明
M1a(0)	皮膚，筋肉を含む軟部組織，and/or 所属外リンパ節	正常範囲内
M1a(1)		異常高値
M1b		測定されていない，不明
M1b(0)	肺(with or without M1a 転移部位)	正常範囲内
M1b(1)		異常高値
M1c		測定されていない，不明
M1c(0)	中枢神経系以外(with or without M1a/b 転移部位)	正常範囲内
M1c(1)		異常高値
M1d		測定されていない，不明
M1d(0)	中枢神経系(with or without M1a/b/c 転移部位)	正常範囲内
M1d(1)		異常高値

と，ダブラフェニブ・トラメチニブ療法では stage ⅢA(リンパ節転移巣が 1 mm 以上)～ⅢC，ニボルマブでは stage ⅢB～Ⅳの症例であり，そのためにも適切な staging が重要である．

原発巣が不明の場合

メラノーマは免疫原性が高い腫瘍であり，抗腫瘍免疫により原発巣の自然消退をきたすことがある．その頻度は報告により様々であるが，10%以上との報告がみられる[12]．部分消退であれば臨床的に不整な脱色素斑や淡紅色斑などとなる．リンパ節転移や遠隔転移のみで発見された原発不明メラノーマの場合は，まず詳細な問診を行い，色素性病変の消退や，爪の変形や破壊の有無について確認する必要がある．その場合に，過去のスナップ写真などで病変の有無や変化を確認することも有用である．問診上，色素性病変を自覚していなかった場合には，患者自身で見ることの難しい被髪部や背部，腰殿部を中心に観察し，さらに粘膜や眼球などの病変の検索を行う．

まとめ

メラノーマは進行すると極めて予後不良であり，早期に適切に診断し，治療を開始することが重要である．色素性病変をみた際には，メラノー

表 7. AJCC 病期分類第 8 版における TNM 臨床分類(cTNM)

T 分類	N 分類	M 分類	TNM 臨床分類 (cTNM)
Tis	N0	M0	0
T1a	N0	M0	ⅠA
T1b, T2a	N0	M0	ⅠB
T2b, T3a	N0	M0	ⅡA
T3b, T4a	N0	M0	ⅡB
T4b	N0	M0	ⅡC
Any T, Tis	≥N1	M0	Ⅲ
Any T	Any T	M1	Ⅳ

マを鑑別疾患として念頭に置いて，日常診療に当たるようにする．

文 献

1) Abbasi NR, Shaw HM, Rigel DS, et al：Early diagnosis of cutaneous melanoma：revisiting the ABCD criteria. *JAMA*, **292**：2771-2776, 2004.
2) Fujisawa Y, Yoshikawa S, Minagawa A, et al：Clinical and histopathological characteristics and survival analysis of 4594 Japanese patients with melanoma. *Cancer Med*, **8**：2146-2156, 2019.
3) 中村泰大，浅井 純，井垣 浩ほか：皮膚悪性腫瘍診療ガイドライン第 3 版 メラノーマ診療ガイ

表 8. AJCC 病期分類第 8 版における TNM 病理分類（pTNM）

T 分類	N 分類	M 分類	TNM 病理分類（pTNM）
Tis	N0	M0	0
T1a, T1b			I A
T2a			I B
T2b, T3a			II A
T3b, T4a			II B
T4b			II C
T0	N1b, N1c		III B
T0	N2b, N2c, N3b or N3c		III C
T1a/b~T2a	N1a or N2a		III A
T1a/b~T2a	N1b/c or N2b		III B
T2b/T3a	N1a~N2b		
T1a~T3a	N2c or N3a/b/c		III C
T3b/T4a	Any N≥N1		
T4b	N1a~N2c		
T4b	N3a/b/c		III D
Any T, Tis	Any N	M1	IV

表 9. AJCC 病期分類第 8 版における T 分類，N 分類と病期Ⅲの対応表（文献 9 より）

AJCC Eighth Edition Melanoma Stage Ⅲ Subgroups

N Category	T Category								
	T0	T1a	T1b	T2a	T2b	T3a	T3b	T4a	T4b
N1a	N/A	A	A	A	B	B	C	C	C
N1b	B	B	B	B	B	B	C	C	C
N1c	B	B	B	B	B	B	C	C	C
N2a	N/A	A	A	A	B	B	C	C	C
N2b	C	B	B	B	B	B	C	C	C
N2c	C	C	C	C	C	C	C	C	C
N3a	N/A	C	C	C	C	C	C	C	D
N3b	C	C	C	C	C	C	C	C	D
N3c	C	C	C	C	C	C	C	C	D

Instructions

(1) Select patient's N category at left of chart.
(2) Select patient's T category at top of chart.
(3) Note letter at the intersection of T&N on grid.
(4) Determine patient's AJCC stage using legend.

N/A＝Not assigned, please see manual for details.

Legend

A	Stage ⅢA
B	Stage ⅢB
C	Stage ⅢC
D	Stage ⅢD

ドライン 2019. 日皮会誌, **129**：1759-1843, 2019.

4) Xing Y, Bronstein Y, Ross MI, et al：Contemporary diagnostic imaging modalities for the staging and surveillance of melanoma patients：a meta-analysis. *J Natl Cancer Inst*, **103**：129-142, 2011.

5) Mirk P, Treglia G, Salsano M, et al：Comparison between F-Fluorodeoxyglucose Positron Emission Tomography and Sentinel Lymph Node Biopsy for Regional Lymph Nodal Staging in Patients with Melanoma：A Review of the Literature. *Radiol Res Pract*, **2011**：Article ID 912504, 2011.

6) 白川崇子：リンパ節. 体表臓器超音波診断ガイドブック 皮膚・皮下・血管・神経・筋（尾本きよか編），南江堂, pp.71-84, 2016.

7) Kwee TC, Takahara T, Ochiai R, et al：Diffusion-weighted whole-body imaging with background body signal suppression（DWIBS）：features and potential applications in oncology. *Eur Radiol*, **18**：1937-1952, 2008.

8) Mosavi F, Ullenhag G, Ahlström H：Whole-body MRI including diffusion-weighted imaging com-

pared to CT for staging of malignant melanoma. *Ups J Med Sci*, **118**：91-97, 2013.

9) Laurent V, Trausch G, Bruot O, et al：Comparative study of two whole-body imaging techniques in the case of melanoma metastases：advantages of multi-contrast MRI examination including a diffusion-weighted sequence in comparison with PET-CT. *Eur J Radiol*, **75**：376-383, 2010.

10) Gershenwald JE, Scolyer RA, Hess KR, et al：Melanoma staging：Evidence-based changes in the American Joint Committee on Cancer eighth edition cancer staging manual. *CA Cancer J Clin*, **67**：472-492, 2017.

11) Wakamatsu K, Fukushima S, Minagawa A, et al：Significance of 5-S-Cysteinyldopa as a Marker for Melanoma. *Int J Mol Sci*, **21**：E432, 2020.

12) Blessing K, McLaren KM：Histological regression in primary cutaneous melanoma：recognition, prevalence and significance. *Histopathology*, **20**：315-322, 1992.

違法な「自炊」私はしない！

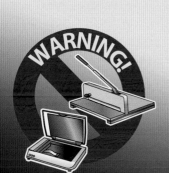

これは違法となる可能性があります！

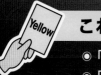

- ◉「自炊」データを複数の友人と共有する.
- ◉「自炊」を代行業者に依頼する.
- ◉ 業務に使うために本を「自炊」する.

これは著作権侵害です！

- ◉「自炊」データをウェブにアップロードし，誰でも使用
  できるようにする.
- ◉「自炊」データを販売する.

本を裁断し，スキャナを使って電子化する「自炊」が広まっています.
しかし，著作権法に定められた**ルールを守らない**「自炊」は，著作権侵害であり，
刑事罰の対象となることもあるので，十分な注意が必要です.

特定非営利活動法人 **日本医学図書館協会**／一般社団法人 **日本医書出版協会**

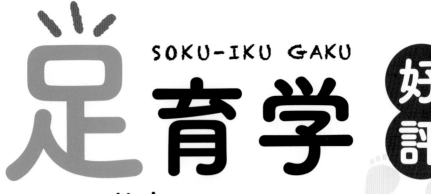

SOKU-IKU GAKU

足育学

好評

外来でみる
フットケア・フットヘルスウェア

編集：**高山かおる** 埼玉県済生会川口総合病院 主任部長
一般社団法人足育研究会 代表理事

2019 年 2 月発行　B5 判　274 頁　定価（本体価格 7,000 円＋税）

治療から運動による予防まで
あらゆる角度から「足」を学べる足診療の決定版！

解剖や病理、検査、治療だけでなく、日々のケアや爪の手入れ、
運動、靴の選択など知っておきたいすべての足の知識が網羅されています。
皮膚科、整形外科、血管外科・リンパ外科・再建外科などの**医師**や**看護師**、
理学療法士、**血管診療技師**、さらには**健康運動指導士**や**靴店マイスター**など、
多職種な豪華執筆陣が丁寧に解説！
初学者から専門医師まで、とことん「足」を学べる一冊です。

CONTENTS

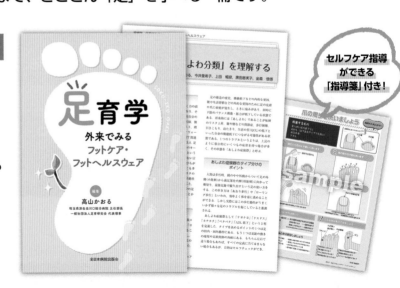

セルフケア指導
ができる
「指導箋」付き！

全日本病院出版会

〒113-0033 東京都文京区本郷 3-16-4　Tel：03-5689-5989
www.zenniti.com　　　　　　　　　　　　　　　　Fax：03-5689-8030

MB Derma, 298：11-18, 2020.

◆特集／いま基本にかえるメラノーマ診療

分子生物学からみたメラノーマの発症機序と新たな病型分類

木庭幸子*

Key words：分子遺伝学的分類(molecular genetic classification)，体細胞変異(somatic mutation)，コピー数異常(copy number alteration)，MAPK 経路(MAPK signaling)，活性型変異(activating mutation)，多段階発がん(multistep carcinogenesis)

Abstract 近年，網羅的なゲノム解析により体細胞遺伝子変異，コピー数異常，エピゲノム異常などメラノーマの多様な分子異常が同定された．これらの多くは，MAPK 経路の活性化，p53 経路の破綻，細胞周期の異常，テロメラーゼ活性化，クロマチン再構築などを引き起こし，メラノーマの発生と進展に深く関わる．分子異常の標的やタイプは紫外線ダメージの蓄積量と相関しており，発症機序と分子異常の深い関わりを示唆する．2018 年に世界保健機関から，紫外線ダメージの蓄積で分けた部位と病理組織，分子異常を基盤とし，良性病変・中間病変を経てメラノーマに至る pathway として各病型をとらえる新分類：pathway concept が発表された．しかしながら，対応する良性病変や中間病変を明確に規定し得ない病型もある．メラノーマの多様性を分子レベルで理解することは，実臨床における薬物療法の選択や予後予測にも有用である．

はじめに

メラノーマにおいても，他の癌腫と同様にゲノム異常やエピゲノム異常が研究されていたが，次世代シーケンサなど，近年の分子生物学的手法の飛躍的な発展により網羅的な解析がなされ，分子異常の全体像が明らかになった．さらに，欧米で少ないために研究が遅れていた末端黒子型や粘膜型についても徐々に解明が進んでいる．また Clark 分類の表在拡大型メラノーマにおいて，良性母斑から dysplastic nevus(DN)を経てメラノーマに進展するという多段階発がんモデルが，分子生物学的な整合性をもって示された．以上のような知見に基づき，かねてから Bastian らが提唱していた分子遺伝学的分類[1]が brush-up され，2018 年には「WHO Classification of Skin Tumors」において新分類(以下，WHO 2018 分類)が発表された[2]．このなかでは，すべての病型が多段階に

良性病変から中間病変を経てメラノーマが発生するというコンセプトを提唱している．一方で，有色人種に多い末端黒子型や粘膜型に関しては，良性病変や中間病変が未解明で，かつ分子異常に関する知見もやや不足している．本稿ではメラノーマの分子異常に基づいた発がんモデルを考察するとともに，WHO 2018 分類について概説する．

母斑とメラノーマの分子異常

MAPK 経路は様々な癌において強く活性化されており，その結果，細胞周期の異常や不死化が誘導され腫瘍が進展する．メラノーマにおいても同様で，MAPK 経路や PI3K 経路に活性型変異や増幅，ならびに癌抑制遺伝子の機能喪失変異や欠失などの分子異常が集中している[1](図1)．そのほか，p53 経路の破綻，細胞周期の異常，テロメラーゼ活性化，クロマチン再構築などがあり，前述の分子異常も含めて相互に関与している．分子異常は多様で，かつ病型ごとに特徴があることから，メラノーマは分子生物学的に均一ではないことが

* Yukiko KINIWA，〒390-8621 松本市旭 3-1-1
信州大学医学部皮膚科学教室，准教授

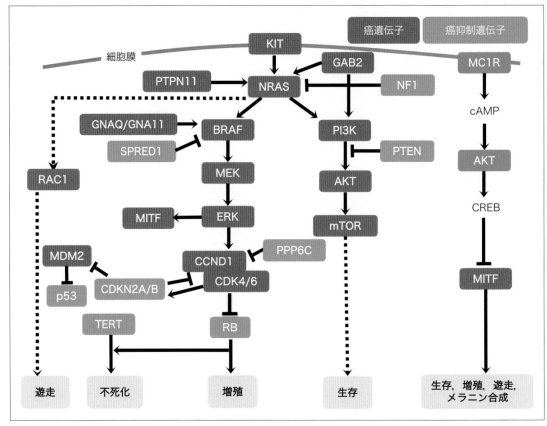

図 1. メラノーマのシグナル経路
メラノーマにおいては多様な分子異常が MAPK 経路，PI3K 経路，RB 経路，p53 経路などに生じる．

理解できる．一方，良性の母斑にも MAPK 経路の分子異常が高率に検出される．同じ分子異常を持つ良性と悪性の病変が存在することは，発がんの過程で生じる分子異常の蓄積が悪性化に重要であることを示唆する．これらの分子異常の標的や様式は，紫外線ダメージの蓄積(cumulative sun damage；以下，CSD)とある程度相関することから，後述する WHO 2018 分類が考案された[2]（表1）．

露光部発生メラノーマでは紫外線の関与に疑いの余地がないが，末端黒子や粘膜の病型では紫外線以外の因子が関与すると推察される．興味深いことに，紫外線が関与する病型と紫外線以外が関与する病型では分子異常のタイプが大きく異なることが，Hayward らの解析で明らかにされた．一塩基多型や挿入・欠失は露光部発生に多く，末端黒子や粘膜には少なく，逆にコピー数異常などの構造多型は前者には少なく，後者に多い[3]．足底

発生メラノーマにおいては，その分布が荷重部位に集中しており，物理的刺激が足底メラノーマの発がんに重要な因子であることを示唆する[4]．爪部に発生するタイプも圧倒的に母指・母趾に多いことから物理的刺激や外傷の関連が疑われ，コピー数異常などの構造多型を誘発する機序が推察される．

以下に代表的な分子異常について述べる．

1．MAPK/PI3K 経路の異常

各病型において最も多くの分子異常が集中し，しかも良性病変にも検出される．KIT などの受容体チロシンキナーゼにリガンドが結合すると活性化し，下流の RAS，RAF を経て，MEK，ERK などが次々と活性化される．良性病変において，$BRAF^{V600E}$変異は後天性色素細胞母斑（AMN）の多くに検出され，大型の先天性母斑の大多数に$NRAS$コドン 61 変異がある[5]．AMN には細胞周期停止を誘導する p16[INK4a]や細胞老化マーカーで

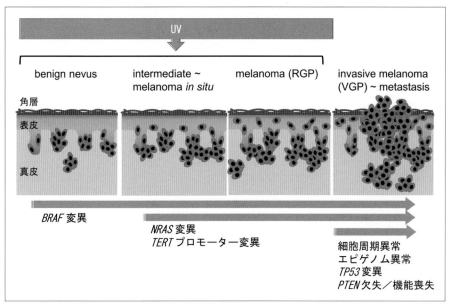

図 2. 多段階発がんモデル：low CSD メラノーマの各段階と分子異常

ある SA-β-gal が強発現しており，ある一定期間増殖した後に細胞老化に陥った状態ととらえることができる[6]．また Spitz 母斑の 20％に *HRAS* の異常がある[7]．*GNAQ/11* の異常は，青色母斑（BN）や BN から発生するメラノーマ，ぶどう膜メラノーマに多い[5]．*BRAF* 変異はメラノーマにおいても最も多く，特に活性型変異 V600E/K は露光部メラノーマの半数異常に見つかる．V600E/K 以外の変異や融合遺伝子，コピー数異常は他の病型にもある．*BRAF, NRAS, KIT* の変異は基本的に相互排他的に生じる[1]．PI3K 経路を制御する重要ながん抑制遺伝子である *PTEN* の機能喪失型変異や欠失は浸潤メラノーマにみられ，しばしば *BRAF* 変異と併存する[5]．MAPK/PI3K 経路の活性型変異により，腫瘍細胞の細胞増殖，不死化が亢進する．

2．細胞周期の異常

CDKN2A および *CDKN2B, CCND1, CDK4/6, RB1* など分子異常により G0/G1 チェックポイントが破綻する．*CDKN2A* 欠失は露光部メラノーマでは中間病変から生じており，進展に伴って増加する．*CCND1* 増幅は末端黒子型の早期から生じている[6]．

3．p53 経路の異常

がん抑制遺伝子である *TP53* の変異，ならびに *MDM2* の増幅や *ATM* の欠失により，*TP53* が downregulate される．*TP53* の変異は CSD が高いメラノーマに多く，紫外線の関与が示唆される[8]．良性病変や中間病変，早期病変には少ない．

4．エピゲノム異常

クロマチン再構築やメチル化，ヒストン修飾に影響を与える分子に異常がある．クロマチン再構築では *SWI/SNF, BAP1, ARID* の異常がある．ヒストン修飾に関わる分子では *MLL2/3, HDAC9, SETD2, EZH2, CREBBP, EP300* などの変異がある[3]．

5．テロメア維持

TERT プロモーター領域の変異やメチル化が生じると，テロメラーゼが活性化し，細胞の不死化を招く．ぶどう膜以外の各病型で *TERT* プロモーター領域の変異がある．良性病変にはなく，中間病変や melanoma *in situ*（MIS）に生じており，進展するとほぼ大多数のメラノーマがこの異常をもつ[9]．

多段階発がんモデルと WHO 2018 分類の pathway concept

露光部に発生するメラノサイト系腫瘍の発生の研究では，良性病変である色素細胞母斑には *BRAF* 変異があり，中間病変としての DN や MIS

表 1. Classification of melanomas and precursor lesions on the basis of epidemiological, clinical, pathological, and genomic attributes（文献 2 より引用）

	Low UV radiation exposure/CSD				High UV radiation exposure/CSD		
Pathway	I				II	III	
Endpoint of pathway	Low-CSD melanoma/SSM				High-CSD melanoma/LMM	Desmoplastic melanoma	
Benign neoplasms (naevi)	Naevus				? IMP	? IMP	
Intermediate/low-grade dysplasias and melanocytomas	Low-grade dysplasia	BIN	DPN		? IAMP/dysplasia	? IAMP/dysplasia	
Intermediate/high-grade dysplasias and melanocytomas	High-grade dysplasia/MIS	*BAP1*-inactivated melanocytoma/MELTUMP	Deep penetrating melanocytoma/MELTUMP	PEM/MEL-TUMP	Lentigo maligna (MIS)	MIS	
Malignant neoplasms	Low-CSD melanoma/SSM (VGP)	Melanoma in BIN (rare)	Melanoma in DPN (rare)	Melanoma in PEM (rare)	LMM (VGP)	Desmoplastic melanoma	
Common mutations[*1,*2]	***BRAF* p.V600E or *NRAS*** *TERT ; CDKN2A ; TP53 ; PTEN*	***BRAF* or *NRAS* + *BAP1***	***BRAF, MAP2K1,* or *NRAS* + *CTNNB1* or *APC***	***BRAF* + *PRKAR1A* or *PRKCA***	***NRAS ; BRAF* (non-p.V600E) ; *KIT* ; or *NF1*** *TERT ; CDKN2A ; TP53 ; PTEN ; RAC1*	*NF1 ; ERBB2 ; MAP2K1 ; MAP3K1 ; BRAF ; EGFR ; MET* *TERT ; NFKBIE ; NRAS ; PIK3CA ; PTPN11*	

BIN ; *BAP1*-inactivated naevus, BN ; blue naevus, CBN ; cellular blue naevus, CN ; congenital naevus, CSD ; cumulative sun damage, DPN ; deep penetrating naevus, IAMP ; intraepidermal atypical melanocytic proliferation, IAMPUS ; intraepidermal atypical melanocytic proliferation of uncertain significance, IMP ; intraepidermal melanocytic proliferation without atypia, LMM ; lentigo maligna melanoma, low/high-CSD melanoma ; melanoma in skin with a low/high degree of cumulative sun damage, MELTUMP ; melanocytic tumour of uncertain malignant potential, MIS ; melanoma in situ, PEM ; pigmented epithelioid melanocytoma, SSM ; superficial spreading melanoma, STUMP ; spitzoid tumour of uncertain malignant potential, UV ; ultraviolet, VGP ; vertical growth phase（tumorigenic and/or mitogenic melanoma）.

には *NRAS* や *TERT* 変異が加わり，浸潤メラノーマに進展すると *CDKN2A* 欠失が現れ，転移では *TP53* や *PTEN* の異常が同定された[10]．同様の研究も踏まえ，MAPK 経路および PI3K 経路，p53 経路の破綻，細胞周期の異常，テロメラーゼ活性化，クロマチン再構築などの分子異常がどのような順番で起こるかが推定されている[1]（図 2）．しかしながら，実臨床では病変の一部に明らかな良性母斑の特徴を持つ症例は一般的ではなく，病変全体が明らかなメラノーマである症例では検証の方法がないため，このモデルをすべての露光部メラノーマに当てはめることについて議論の余地がある．

Bastian らが提唱した分子遺伝学的分類は，分子異常の影響を受ける分子や機能，分子異常の様式が，紫外線曝露の影響や発生部位と相関することに基づいており，優れた分類である．WHO 2018 分類[2]では，Bastian らの 8 つの病型に Desmoplastic メラノーマを加えて 9 つの pathway とし，CSD に応じて low-UV，high-UV，low- to no-UV の大きく 3 つに分類される．Pathway の各段階はすべてに必須ではなく，症例によってはスキップされる段階があってもよい（表 1）．CSD は病理組織学的に日光性弾性線維症で評価し，grade 0 から grade 3＋ まで 11 段階に分ける．

1. Low-UV が関与するタイプ[5]

a）Low-CSD メラノーマ/表在拡大型メラノーマ

比較的若年の間欠的に紫外線曝露を受ける部位に発生する．病理組織学的に低～中等度の CSD

表 1. つづき

	Low to no (or variable/incidental) UV radiation exposure/CSD				
IV	V	VI	VII	VIII	IX
Malignant Spitz tumour/ Spitz melanoma	Acral melanoma	Mucosal melanoma	Melanoma in CN	Melanoma in BN	Uveal melanoma
Spitz naevus	? Acral naevus	? Melanosis	CN	Blue naevus	? Naevus
Atypical Spitz tumour (melanocytoma)	IAMP/dysplasia	Atypical melanosis/ dysplasia/IAMPUS	Nodule in CN (melanocytoma)	(Atypical) CBN (melanocytoma)	?
STUMP/MELTUMP	Acral MIS	Mucosal MIS	MIS in CN	Atypical CBN	?
Malignant Spitz tumour/ Spitz melanoma (tumorigenic)	Acral melanoma (VGP)	Mucosal lentiginous melanoma (VGP)	Melanoma in CN (tumorigenic)	Melanoma in blue naevus (tumorigenic)	Uveal melanoma
HRAS; *ALK*; *ROS1*; *RET*; *NTRK1*; *NTRK3*; *BRAF*; or *MET*	*KIT*; *NRAS*; *BRAF*; *HRAS*; *KRAS*; *NTRK3*; *ALK*; or *NF1*	*KIT, NRAS, KRAS,* or *BRAF*	*NRAS*; *BRAF* p.V600E (small lesions); or *BRAF*	*GNAQ*; *GNA11*; or *CYSLTR2*	*GNAQ*; *GNA11*; *CYSLTR2*; or *PLCB4*
CDKN2A	*CDKN2A*; *TERT*; *CCND1*; *GAB2*	*NF1*; *CDKN2A*; *SF3B1*; *CCND1*; *CDK4*; *MDM2*		*BAP1*; *EIF1AX*; *SF3B1*	*BAP1*; *SF3B1*; *EIF1AX*

Definitions : *Melanocytoma* is a tumorigenic neoplasm of melanocytes that generally has increased cellularity and/or atypia (compared with a common naevus) and an increased (although generally still low) probability of neoplastic progression ; *tumorigenic* means forming a mass of neoplastic cells.

[*1] : Common mutations in each pathway are listed, mutations already identified in benign or borderline low lesions are shown in bold.
[*2] : Blue ; loss-of-function mutation, red ; gain-of-function mutation, green ; change-of-function mutation, orange ; amplification, purple ; rearrangement, gray ; promoter mutation.

があり，大型の異型メラノサイトが表皮内に胞巣形成または pagetoid に水平な広がりを示す．Clark 分類の結節型メラノーマの一部も含む．*BRAF*^V600 変異が半数以上に見いだされる．新分類においては low-CSD メラノーマをさらに細分化し，良性病変である母斑から，中間病変として① low-grade dysplasia から high-grade dysplasia/MIS，② *BAP1*-inactivated nevus から *BAP1*-inactivated melanocytoma，③ deep penetrating nevus から deep penetrating melanocytoma，④ pigmented epithelioid melanocytoma および melanocytic tumor of uncertain malignant potential (MELTUMP) の 4 つを経てメラノーマに進展するとしている．

2. High-UV が関与するタイプ[5]

a) High-CSD メラノーマ/悪性黒子型メラノーマ

顔面・頸部など慢性的に紫外線曝露を受ける部位に発生し，高齢者に多い．組織学的に CSD があり，小型の異型メラノサイトが表皮内に主として個別性に水平方向に広がりを示す．*NF1, NRAS, KIT* の変異が多い．多くの場合，メラノサイトの非特異的な増殖からなる中間病変とオーバーラップする MIS から発生する．

b) Desmoplastic メラノーマ

稀なタイプで，悪性黒子型の radial growth phase melanoma (RGP) に発生する vertical growth phase melanoma (VGP) variant や，非常に稀に末端黒子や粘膜の lentiginous type から発

生するものがある．*de novo* に発生することもある．

3．Low- to no- UV が関与するタイプ[5]

a）悪性 Spitz 腫瘍（Spitz メラノーマ）

良性病変は Spitz 母斑であり，他の病型よりも若年に発生し，予後は比較的良好．病理組織学的には，大型の紡錘形または類上皮細胞型のメラノサイトからなり，色素が少なく，CSD は少ないかない．*HRAS* の変異，および *ROS1*，*NTRK1*，*NTRK3*，*ALK*，*BRAF*，*MET*，*RET* などの融合遺伝子を有する．これらの異常は良性の Spitz 母斑と共通していることから，一連のメカニズムで発生することを示唆する．*TERT* プロモーター領域の変異がある稀なタイプは aggressive で予後不良である．Bastian らの研究によると，いわゆる Spitz 様メラノーマ（spitzoid melanoma）と病理組織学的に診断される病変のうち，上述のような特徴的な分子異常によってのみ Spitz メラノーマを鑑別できる[11]．

b）末端黒子型メラノーマ（末端部の結節型メラノーマを含む）

外傷が risk factor と疑われており，大部分が *de novo* 発生である．末端黒子型メラノーマの周囲には表皮内に異型性が乏しいが，コピー数異常を示すメラノサイトが存在している症例が多いという知見をもとに，中間病変としてゲノム不安定なメラノサイト：field cell が存在し，これらの一部が異型性を示しながらクローン性増殖を起こして，MIS へ進展すると推察されている[12]．メラノサイトの個別性の RGP が主体である．VGP に進展すると紡錘形細胞が主体となり desmoplastic となる．コピー数異常が多く複数の分子，例えば *CCND1*，*KIT*，*TERT* にコピー数異常が重なって生じることが多い．変異は *BRAF*，*NRAS*，*KIT* などにある．*ALK* や *RET* の kinase 融合もある．

c）粘膜メラノーマ

WHO 2018 分類においては紫外線曝露とは無関係に生じるとしているが，粘膜を oral，nasal，colorectal，genital に細分化した全ゲノム解析によると，oral と nasal のゲノム異常には UV signa-ture が比較的多く含まれていた[13]．メラノサイトの非特異的な個別性増殖から始まり，中間病変では異型メラノサイトが増殖し，浸潤すると腫瘍細胞は紡錘形で desmoplastic となる．露光部発生メラノーマよりも体細胞変異は少なく構造多型が多い．*KIT* や *NRAS* の変異が多く，*BRAF* 変異は稀である．

d）先天性母斑に発生するメラノーマ

発生機序は不明だが紫外線曝露の関与は低いとされ，組織学的にも CSD は少ない．大型の先天性母斑には *NRAS* 変異があるが，*BRAF* 変異はない．メチル化や変異による *TERT* プロモーターの活性化も多い．一方で小型や中型の先天性母斑のゲノム異常には *BRAF* 変異が多く，紫外線曝露がある中高年に発生する．

e）BN に発生するメラノーマ

BN も BN に発生するメラノーマについても発生リスクはほとんどわかっていないが，紫外線曝露の影響はなく，病理学的にも CSD はない場合が多い．いずれもぶどう膜メラノーマと同様のゲノム異常を示す．初期に Gαq pathway に異常をきたし *GNAQ* や *GNA11* の変異が多い．コピー数異常としては，*BAP1* 欠失を伴う monosomy 3 や 8q の増幅がある．二次的コピー数異常としては，*SF3B1* や *EIF1AX* がある．

f）ぶどう膜メラノーマ

WHO 2018 分類では紫外線との関係はないとしているが，ゲノム異常は UV signature が多いとする研究もある[13]．良性母斑は前駆病変の可能性があるが，中間病変については不明である．Gαq pathway の異常として，*GNAQ*，*GNA11*，*PLCB4*，*CYSLTR2* の変異が相互排他的に生じる．また，*BAP1*，*SF3B1*，*EIF1AX* の変異は，メラノーマの進展に伴って相互排他的に発生し，転移のリスクと相関する．髄膜メラノーマや BN 関連のメラノーマと生物学的類似性を示す．

WHO 分類 2018 の問題点と *de novo* 学説

WHO 分類 2018 では，病型によっては良性病変

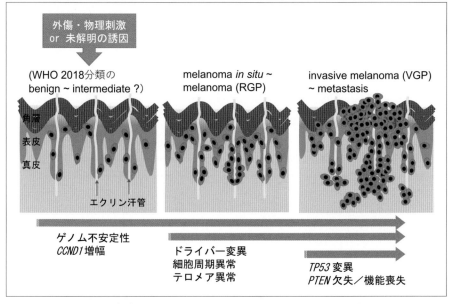

図 3. 末端黒子型メラノーマの発がんモデル：*de novo* 学説

や中間病変に？がついている部分もあり，多段階発癌モデルで説明し得ない病型もある．Pathway concept の妥当性を証明するにはさらなる研究，特に前方視的な研究を要する．また，中間病変は形態学的，分子遺伝学的に良性病変とメラノーマの中間であるという位置づけであり，生物学的な悪性度と関連は不明であるため，治療方針に反映できるものではない．

Ackerman は，メラノーマの大部分が良性母斑からの移行ではなく，表皮基底層のメラノサイトが癌化して発生するとした *de novo* 学説を提唱した[14]．初期に異型性は乏しいがゲノム不安定なメラノサイトが存在し，これらに次々と分子異常が加わることによって，clonal な増殖を引き起こし，MIS からメラノーマへと進展する[12)15)]（図 3）．多段階発がんモデルの中核になる DN の診断は，病変のサイズ，胞巣の不規則性や表皮突起の連結や細胞密度などの構築の異常，メラノサイトの異型に基づく[16]．これらの所見は，*de novo* 学説の MIS の所見と overlap するため，診断と治療方針の混乱が懸念される．末端黒子型や粘膜，ぶどう膜においては中間の病変に相当する病変が不明であり，WHO 2018 分類でも多くは *de novo* 発生であるとしている．特に掌蹠発生メラノーマに関してはダーモスコピーと病理像の詳細な検討から，良

性母斑と MIS の間には明瞭な差異があり[15]，両者の連続性を見いだせない場合が大多数である．今後，pathway concept の各段階の病理像と分子異常がより明確に規定され，分子異常を補助的に活用して診断できるようになれば，その妥当性が証明されるであろう．

おわりに

近年，他の領域と同様に，メラノーマでも分子異常の研究から創薬に至る劇的な展開が生まれた．分子異常の情報は，メラノーマの発生機序，診断，治療標的探索，予後予測などすべてに関与することから，病理医でだけなく臨床医にとっても欠かせないものとなった．しかし，症例ごとの分子異常は，*BRAF* V600 変異など一部を除いて保険診療で判別するすべがないのが実情である．したがって，今後も病理所見に基づいた診断が主であることに変わりはないが，特に診断や治療に有用な分子異常の同定については日常診療レベルで運用可能になることを期待する．

文 献

1) Bastian BC：The molecular pathology of melanoma：an integrated taxonomy of melanocytic

neoplasia. *Annu Rev Pathol*, **9**：239-271, 2014.

2) Bastian BC, de la Fouchardiere A, Elder DE, et al：Genomic landscape of melanoma. WHO classification of skin tumours, 4th ed(Elder DE, et al eds), IARC Lyon, pp. 72-75, 2018.

3) Hayward NK, Wilmott JS, Waddell N, et al：Whole-genome landscapes of major melanoma subtypes. *Nature*, **545**：175-180, 2017.

4) Minagawa A, Omodaka T, Okuyama R：Melanomas and mechanical stress points on the plantar surface of the foot. *N Engl J Med*, **374**：2404-2406, 2016.

5) Elder DE, Barnhill RL, Bastian BC, et al：Melanocytic tumour classification and the pathway concept of melanoma pathogenesis. WHO classification of skin tumours, 4th ed(Elder DE, et al eds), IARC Lyon, pp. 66-71, 2018.

6) 高田 実：Melanoma and Non-Melanoma Skin Cancers メラノーマ・皮膚癌，母斑とメラノーマの分子病理学 Update. 癌と化学療法，**42**：423-427，2015.

7) Bastian BC, LeBoit PE, Pinkel D, et al：Mutations and copy number increase of HRAS in spitz nevi with distinctive histopathological features. *Am J Pathol*, **157**：967-972, 2000.

8) 木庭幸子：新・皮膚科セミナリウム「発癌の仕組み」悪性黒色腫の発癌に関わる分子異常と治療への応用．日皮会誌，**129**：2307-2312，2019.

9) Huang FW, Hodis E, Xu MJ, et al：Highly recurrent *TERT* promoter mutations in human melanoma. *Science*, **339**：957-959, 2013.

10) Shain AH, Yeh I, Kovalyshyn I, et al：The genetic evolution of melanoma from precursor lesions. *N Engl J Med*, **373**：1926-1936, 2015.

11) Raghavan SS, Peternel S, Mully TW, et al：Spitz melanoma is a distinct subset of spitzoid melanoma. *Mod Pathol*, 2020.(in press)

12) Takata M, Murata H, Saida T：Molecular pathogenesis of malignant melanoma：a different perspective from the studies of melanocytic nevus and acral melanoma. *Pigment Cell Melanoma Res*, **23**：64-71, 2009.

13) Newell F, Kong Y, Wilmott JS, et al：Whole-genome landscape of mucosal melanoma reveals diverse drivers and therapeutic targets. *Nat Commun*, **10**：3163, 2019.

14) Ackerman AB：Histopathologists can diagnose malignant melanoma *in situ* correctly and consistently. *J Dermatopathol*, **6**：124-130, 1984.

15) Saida T：Histogenesis of cutaneous malignant melanoma：The vast majority do not develop from melanocytic nevus but arise de novo as melanoma *in situ. J Dermatol*, **46**：80-94, 2019.

16) Elder DE, Barnhill RL, Bastian BC, et al：Dysplastic naevus. WHO classification of skin tumours, 4th ed(Elder DE, et al eds), IARC Lyon, pp. 82-86, 2018.

MB Derma, 298：19-24, 2020.

◆特集／いま基本にかえるメラノーマ診療
Malignant melanoma のダーモスコピー所見

岩間理沙* 田中 勝**

Key words：非対称色素性毛孔(asymmetric pigmented follicular)，菱形構造(rhomboidal structures)，環状顆粒状構造(annular-granular structures)，非定型色素ネットワーク(atypical pigment network)，不規則線条(irregular streaks)，Hutchinson's sign，皮丘平行パターン(parallel ridge pattern)

Abstract 本稿では部位ごとにメラノーマの特徴的なダーモスコピー所見および鑑別疾患に関して解説する．顔面では非対称色素性毛孔，菱形構造，環状顆粒状構造が特徴的で，鑑別疾患としては基底細胞癌，日光黒子(老人性色素斑)などが挙げられる．体幹では左右非対称性の所見，非定型色素ネットワークが特徴的で，鑑別診断としては Spitz 母斑や色素性 Bowen 病が挙げられる．爪では不規則線条や Hutchinson's sign が，掌跡では不規則皮丘平行パターンが特徴的である．掌蹠と爪では色素細胞母斑が鑑別疾患である．

顔 面

顔面のメラノサイト系病変では他の生毛部と異なり，表皮索が目立たないため通常の色素ネットワークはほとんどみられない．その代わりびまん性色素沈着を背景に，毛の部分が白く抜けることによって別の網目状構造がみられる．これを偽ネットワーク(pseudonetwork)という．悪性黒子と良性色素性病変を鑑別する際，最も注目するのはこの偽ネットワークの色素分布である．悪性黒子では毛包間の色素濃淡が目立つ非対称色素性毛孔(図1)と菱形構造(図2)が特徴的である．非定型偽ネットワーク(atypical pseudonetwork)は以下の構造から形成される．

① 非対称色素性毛孔(asymmetric pigmented follicular)

異型メラノサイトが毛包周囲に不規則に増殖し，メラニン分布に偏りがあるため，毛孔周囲に

* Risa IWAMA，〒116-8567 東京都荒川区西尾久 2-1-10 東京女子医科大学東医療センター皮膚科
** Masaru TANAKA，同，教授

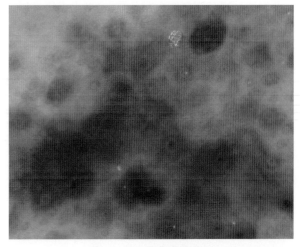

図 1. 非対称色素性毛孔

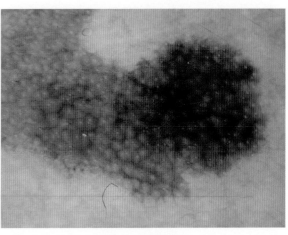

図 2. 菱形構造

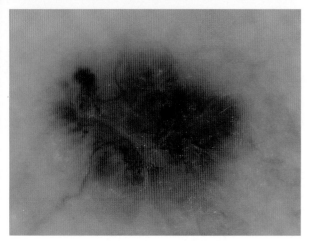

図 3. 樹枝状血管，多発性青灰色小球

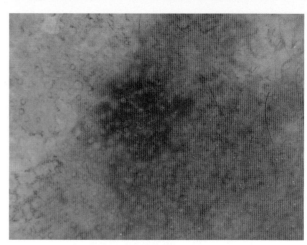

図 4. 定型的偽ネットワーク

非対称性に広がる色素沈着がみられる.

② **菱形構造(rhomboidal structures)**

異型メラノサイトの増生が進むと，非対称性色素性毛孔が進展し，毛孔周囲の色素沈着が顕著となる．その結果，悪性黒子に最も特徴的とされる菱形構造が形成される．病変がさらに進むと毛孔は閉鎖し(色素閉塞性毛孔)，びまん性色素沈着となる．図1,2はこれらの特徴をもつ悪性黒子の代表的なダーモスコピー像である.

③ **環状顆粒状構造(annular-granular struc-tures)**

表皮の異型メラノサイト増生以外に真皮上層のメラノファージが関与して顆粒状の環状構造を呈する．自然消退現象による.

顔面に生じる黒色斑で悪性黒子との鑑別を要する疾患として，以下の3疾患を挙げる.

1．基底細胞癌(図3)

結節型，表在型，斑状強皮症型，線維上皮腫型の4病型に臨床的に分類されるが，顔面では結節型が最も多い．日本人では8割以上が黒色あるいは黒褐色の結節を形成し，しばしば潰瘍を伴う．その特徴的なダーモスコピー所見である．arbor-izing vessels(樹枝状血管)，leaf-like structures(葉状構造)，large blue-gray ovoid nests(青灰色類円形大型胞巣)，multiple blue gray globules(多発性青灰色小球)，spoke wheel areas(車軸状領域)，ulceration(潰瘍形成)の6項目が診断基準となる．ダーモスコピーを用いれば悪性黒子との鑑別は容易である.

2．脂漏性角化症

肉眼的な所見の特徴として全体的に左右対称で，境界はほぼ一様である．その特徴的なダーモスコピー所見として多発性稗粒腫様嚢腫(multiple milia-like cysts)と，褐色で境界明瞭な開口状所見の面皰様開大(comedo-like openings)が多発性にみられる.

3．老人性色素斑(図4)

典型的な老人性色素斑と悪性黒子をダーモスコピーを用いて鑑別する際，最も注目するのは偽ネットワークの色調分布である．偽ネットワークは，小児期のMiescher型色素細胞母斑や老人性色素斑などの良性色素性病変では定型的偽ネットワークを呈するのに対して，悪性黒子では非定型偽ネットワークがみられる.

体幹，四肢

体幹，四肢といった生毛部における表在拡大型黒色腫の特徴的所見としては，以下の3点が挙げられる.

① **左右非対称性の所見**

「輪郭」ではなく，「色」や「構造」の非対称性を判断する．図5はこの特徴をもつ腹部に生じた早期の表在拡大型黒色腫の代表的なダーモスコピーである．体幹部に生じる黒色結節で表在拡大型黒色腫との鑑別を要する疾患として，以下2例を挙げる.

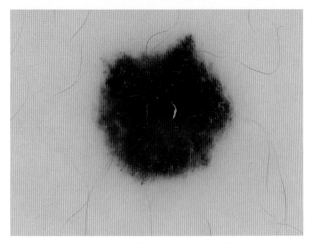

図 5. 色と構造の分布が非対称

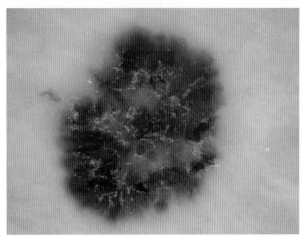

図 6. 銀白色鱗屑，不規則な色素小点・小球，毛羽状線条

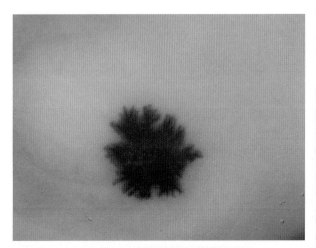

図 7. Starburst pattern

② **青白色ベール(blue whitish veil)**

不規則で，ある程度広範囲に分布する青黒色から黒色の色素沈着と淡い灰白色のトーンが加わって霧がかったようにみえる所見である．メラニン色素を伴う腫瘍細胞の増殖が表皮から真皮のやや深部にまで存在し，正角化を伴うことを反映する．

③ **非定型色素ネットワーク(atypical pigment network)**

色素性病変にみられる網目構造のうち「網」の幅が広く，不規則に濃淡があり，網で囲まれた「目」の大きさ・かたちが不規則である状態である．

1．色素性 Bowen 病(図6)

肉眼的には不正形の境界明瞭な淡褐色局面で，鱗屑を伴う．ダーモスコピーではメラニン色素のために点状血管や糸球体状血管が観察されず，銀白色の鱗屑と不規則な褐色の色素小点/小球(dots/globules)や辺縁部の毛羽状線条(flossy streaks)がみられる．

2．Spitz 母斑(図7)

病変辺縁のほぼ全周に棘状の突起がみられ，スターバーストパターン(starburst pattern)を呈する．内部の色素分布も同心円状となることが多いが，2相性の分布になることもある．

爪

爪甲における色素線条の原因としては，主に母斑，メラノーマのほか，生理的要因や二次的要因

などがある．臨床の場においてメラノーマを見落とさないことは大変重要であるが，ときに母斑との鑑別が困難なこともある．これらの鑑別にダーモスコピーは有用である．ダーモスコピーにおける色素線条の見方，さらに母斑とメラノーマの鑑別のポイントに関して述べる．爪甲色素線条をダーモスコピーで観察した際に重要なポイントは，① メラノサイト病変(母斑，メラノーマ)によるものか，② 規則的線条か不規則線条か，③ micro-Hutchinson's sign があるかの3点である．

① **爪甲色素線条はメラノサイト病変(母斑・メラノーマ)によるものか**

まず爪の色素沈着を観察した際，色素沈着が外的な要因によるびまん性のものか(血腫，細菌感染，真菌感染など)，メラノサイトに起因する色素

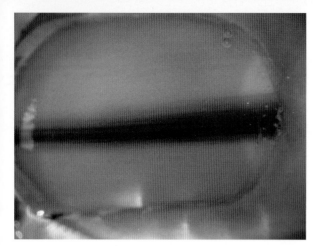

図 8. Regular lines

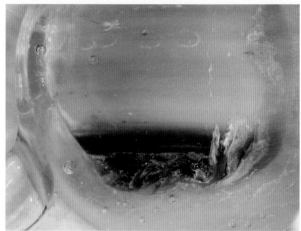

図 9. Irregular lines, Hutchinson's sign

線条（0.1 mm に満たない顆粒を含む）なのかを鑑別する．色素線条と考えた際，その原因にはメラノサイト病変以外にも，メラノサイトの活性化による生理的・二次的な色素沈着があるため，続いて爪甲色素線条をその色調からメラノサイト病変かそれ以外の要因かを見分ける．メラノサイト病変は褐色〜黒色を基調とした色素線条であり，内部に色調の異なる細い線条（細線条）が束条になった細条帯として観察される．メラノサイトの増殖を伴わない生理的・二次的な色素沈着 melanosis では，灰色ベースで単調な色素沈着ないしは線条帯である．全身疾患や薬剤が誘引である際には複数の爪に線条がみられる点も鑑別のポイントとなる．

② 爪甲色素線条は規則的線条か不規則線条か

メラノサイト病変によるものと考えた際，それが母斑によるものかメラノーマによるものかを鑑別する．爪部母斑では淡褐色のびまん性色素沈着を背景に濃褐色から黒褐色の細線条が縦に平行に配列してみられ，線条の太さや間隔に比較的規則性があることが特徴である（regular lines）（図8）．一方，悪性黒色腫では各線条の色調や太さが途中で変化したり，色素が途切れたりする所見がみられる（irregular lines）．

③ Micro-Hutchinson's sign があるか

Hutchinson 徴候（Hutchinson's sign）とは，爪周囲皮膚に染み出したような色素沈着であり，この所見があると，メラノーマを疑うべき所見として知られている．Micro-Hutchinson's sign は後爪郭のダーモスコピーでみられ，肉眼では観察しにくい爪上皮部のわずかな色素沈着である．成人の micro-Hutchinson's sign はメラノーマを強く疑う所見であるが，幼小児期の爪部母斑ではしばしばみられる．また，後爪郭や側爪郭における Hutchinson's sign では，有毛部悪性黒色腫でみられるような atypical pigment network や irregular streaks といった所見がみられるのに対し，指尖部の Hutchinson's sign では無毛部悪性黒色腫に特徴的な皮丘平行パターン（parallel ridge pattern）がみられる（図9）．ただし，爪部色素細胞母斑においても，爪甲の色素沈着が特に濃い場合にはそれが爪上皮や後爪郭の皮膚から透見され，一見 Hutchinson's sign のようにみられることがある．これは偽 Hutchinson's sign と呼ばれる．小児の爪部色素細胞母斑では高率にみられ，ダーモスコピーで観察すると，前述のような悪性黒色腫にみられるような所見はみられず，後爪郭や指尖部では掌蹠の色素細胞母斑でみられるような皮溝平行パターン（parallel furrow pattern）や規則的線維状パターン（regular fibrillar pattern）がみられることが多い．

掌　蹠

日本人の悪性黒色腫は約3割が掌蹠に発生する一方，日本人の約10人に1人が掌蹠に色素細胞母斑を有するとされる．そのため掌蹠メラノサイト

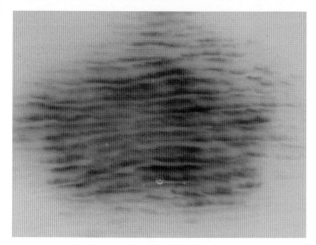

図 10. 二本実線型皮溝平行パターン

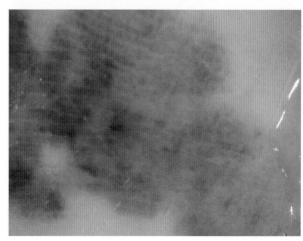

図 11. 不規則皮丘平行パターン，無構造な色素沈着

病変を正確に診断することは，日本の皮膚科医には欠かすことのできない臨床スキルの1つである.

＜良性パターン＞

① 皮溝平行パターン（parallel furrow pattern）

掌蹠メラノサイト病変の良性パターンの基本形は，規則的で皮溝に一致した平行な色素沈着からなる皮溝平行パターンである. このパターンは後天性掌蹠母斑の約半数で観察される. さらに皮溝平行パターンには4つの亜型がある. 色素沈着の形状により，一本実線型，一本点線型，二本実線型（図 10），二本点線型に分けられる. 二本線型は一本線型に比べて症例の年齢が若いという傾向がある.

② 線維状パターン（fibrillar pattern）

刷毛ではいたような，皮丘皮溝を様々な角度で横切る線維状の色素沈着は線維状パターンと呼ばれる. 後天性掌蹠色素細胞母斑の1～2割にみられる. 基本的には皮溝平行パターンの亜型とみなされ，良性パターンに含まれるが，荷重部の悪性黒色腫もこのパターンを示すので注意を要する. 色調にムラがある，線維の太さが一定でない，鶏眼や胼胝を伴う，病変が大型である，などの場合は不規則線維状パターンとして悪性黒色腫の可能性も考えなければならない.

③ 格子様パターン（lattice-like pattern）

土踏まずにある色素細胞母斑では，皮溝平行の色素沈着に加えて，皮溝と直行して皮丘を横切る色素沈着がみられることがある. はしご状，ある

いはあみだくじ様を呈することから，格子様パターンと呼ばれる. 後天性掌蹠母斑の2～3割にみられる.

④ その他

比較的稀な色素細胞母斑のパターンとして色素小点・小球からなる小球状パターン（globular pattern），色素沈着が網目状を呈する網状パターン（reticular pattern），均一なびまん性の色素沈着である均一パターン（homogeneous pattern），色素小点・小球と棘状の色素線条の組み合わせである globulostreak-like pattern などが報告されている. さらに小型の先天性掌蹠母斑および小児の掌蹠母斑では，皮溝平行パターンと皮丘に規則的に配列する点状色素沈着の組み合わせであるさや豆パターン（peas-in-a-pod pattern）が多くみられる. さや豆パターンは皮丘に小球状の色素沈着がみられる点が特徴的である.

＜悪性パターン＞

掌蹠母斑の多くが皮溝優位の色素沈着を示すのに対して悪性黒色腫ではごく初期の病変から皮丘に不規則な帯状の色素沈着がみられる. これを皮丘平行パターンという（図 11）. 色素沈着の程度は淡褐色から黒色まで様々である. 悪性黒色腫に対する皮丘平行パターンの特異度は99％と報告されており，色素細胞母斑との鑑別において非常に有用な所見である. 初期の悪性黒色腫の病理組織像では皮丘部表皮索における個別性細胞増殖であり，皮丘平行パターンはこれを反映したダーモス

コピー所見と考えられる．悪性黒色腫が進行すると皮丘平行パターンは病変の一部でしかみられなくなり，無構造な色素沈着(irregular diffuse pigmentation)，青白色ベール(blue whitish veil)，潰瘍(ulceration)，多形血管(poly-morphous vessels)，乳白紅色領域(milky red area)など生毛部の悪性黒色腫と共通の所見が検出されるようになる．注意すべきは悪性黒色腫であっても病変の一部に良性パターンがみられる場合があるという点である．また線維状パターンについては規則的か否かを慎重に判断する必要がある．その他，悪性黒色腫以外に皮丘平行パターンを示す病態として，出血(black heel)，5-FU などの化学療法に伴う色素沈着，Peutz-Jeghers 症候群などが知られる．

文　献

1) 皆川　茜：掌蹠メラノサイト病変の基本的ダーモスコピー所見．日皮会誌，**125**：1889-1893, 2015.
2) 川島秀介，外川八英：【これで鑑別は OK！ダーモスコピー診断アトラス─似たもの同士の鑑別と限界─】爪甲線条．*MB Derma*，**281**：81-86, 2019.

MB Derma, 298：25-33, 2020.

◆特集／いま基本にかえるメラノーマ診療

メラノーマの病理組織診断

後藤啓介*

Key words：メラノーマ(melanoma)，WHO 分類(WHO classification)，病理(pathology)，ゲノミクス(genomics)，CSD(cumulative sun damaged)

Abstract　メラノーマは単一疾患ではない．近年，その分子遺伝学的な発生機序は非常に多様であることが明らかとなり，新 WHO 分類ではメラノーマは大きく 9 つに分けられた．本稿では，high-CSD(cumulative sun damaged)melanoma, low-CSD melanoma, acral melanoma, desmoplastic melanoma, melanoma arising in blue nevus, malignant Spitz tumor について取り上げ，病理組織所見を中心に各論的に解説する．

はじめに

　長らくメラノーマは Clark 分類に基づいて基本 4 型に分類されて理解されていたが，近年，そのメラノーマのとらえ方が大きく変容してきている．これは多くのゲノム学的な新知見が得られてきたためであり，今後，遺伝子異常の観点からメラノーマが分類されていくのは必然的な流れであろう．ただし 2018 年の皮膚腫瘍の新 WHO 分類[1]では，累積的な紫外線曝露量と紫外線に対する生体側の抵抗性—すなわち，人種，年齢，発生部位，生活スタイルなど—の観点からメラノーマを分類することによってゲノム学的な発がん機序との相関性を持たせるというコンセプトに基づいて作成されており，まだ分類手法として臨床所見や病理組織学的の所見よりも分子遺伝学的特徴が優先事項にされているわけではない．具体的には表 1 のように，まず紫外線による傷害の程度によって 3 つ

の枠組みが設定されており，さらにその下位に 9 つのメラノーマの発がん機序が細分類されている．

　ところでこの新しい分類は旧来の Clark 分類を真っ向から否定するものではないことに留意されたい．悪性黒子型黒色腫(lentigo maligna melanoma)は high-CSD(cumulative sun damaged) melanoma，表在拡大型黒色腫(superficial spreading melanoma)は low-CSD melanoma，末端黒子型黒色腫(acral lentiginous melanoma)は acral melanoma として名称は変更されているものの，これらは従来の概念とおおむね同じである．一方で，Clark 分類にあった結節型黒色腫(nodular melanoma)は他のいずれかのメラノーマに再分類可能だとして基本型から外されている．

　メラノーマはこのように再分類されたわけであるが，実際にはこの新しい分類項目のどこにも該当しない症例が少なからず存在する．メラノーマの分類学は完結したわけではなく，むしろまだ過渡期に差し掛かったばかりの段階にあるといえよう．

　本稿では上述の 3 つのメラノーマ基本型について，特にそれらの概念と形態病理学的所見に主軸をおいて詳述する．続いてその他のメラノーマについても，比較的頻度の高いものや病理学的に興

* Keisuke GOTO，がん・感染症センター都立駒込病院病理科/株式会社アイル板橋中央臨床検査研究所病理部/静岡県立静岡がんセンター病理診断科/地方独立行政法人大阪府立病院機構大阪国際がんセンター病理・細胞診断科/兵庫県立がんセンター皮膚科

表 1. メラノーマの分類(文献 1 より引用改変)

Role of UV/CSD :	Low UV				High UV	
Pathway :	I				II	
End Point of Pathway	Low-CSD Melanoma/ Superficial Spreading melanoma(SSM)				High-CSD Melanoma/ Lentigo Maligna Melanoma (LMM)	
Benign(Naevi)	Naevus				?IMP	
Intermediate-Low-Dysplasias & Melanocytomas)	Low Grade Dysplasia	Bap-1 Inactivated Naevus(BIN)	Deep Penetrating Naevus(DPN)		?IAMP/ dysplasia	
Intermediate-High-Dysplasia/In Situ & Melanocytomas	High Grade Dysplasia /MIS	Bap-1 Inactivated Melanocytoma /MELTUMP	Deep Penetrating Melanocytoma /MELTUMP	Pigmented Epithelioid Melanocytoma (PEM)/MELTUMP	Lentigo maligna (MIS)	
Malignant	Low CSD SSM/ VGP	Melanoma in BIN(VGP)	Melanoma in DPN(VGP)	Melanoma in PEM (VGP)	Lentigo Maligna Melanoma (VGP)	
Common mutations	*BRAF V600E, NRAS* / *TERT, CDKN2A, TP53, PTEN,*	*(BRAF or NRAS)+BAP1*	*(BRAF, MEK1, or NRAS) +(CTNNB1 or APC)*	*(BRAF+ PRKAR1A) or PRKCA*	*NRAS, BRAFnon-V600E, KIT, NF1* / *TERpT, CDKN2A, TP53, PTEN, RAC1*	

Common mutations in each pathway are shown. Mutations already identified in benign or borderline low lesions are in bold.
Blue : loss of function, red : gain of function, black : change of function, orange : amplification, purple : rearrangement, gray : promoter mutation
CSD=Cumulative Solar Damage, MIS=Melanoma in situ, IMP=Intraepidermal melanocytic proliferation without atypia, IAMP= Intraepidermal Atypical Melanocytic Proliferation(-US=of uncertain significance), STUMP=Spitzoid Tumour of Uncertain Malignant Potential

味深いものを中心にいくつか取り上げて,簡単に紹介したい.

High-CSD melanoma の病理組織診断

High-CSD melanoma は悪性黒子型黒色腫とほぼ同義である.ちなみに,悪性黒子(lentigo maligna)と上皮内悪性黒子型黒色腫(lentigo maligna melanoma in situ)は基本的には同義であり,いずれも上皮内病変を指すが,前者は組織学的にメラノーマとして十分な所見が揃っていない前がん病変と位置づけられて後者と区別されることもある.High-CSD melanoma は,高齢者の顔面に代表される,長年に及んで持続的に紫外線曝露を受けてきた部位に発生する.ドライバー遺伝子変異として,NRAS, BRAF(non-p. V600E),KIT, NF1 などが挙げられる.

組織学的には,表皮内腫瘍成分の境界部はlow-CSD melanomaのそれと比べるとやや不明瞭になる傾向にある.表皮は表皮稜を欠いて萎縮し,表皮基底層には異型メラノサイトが主として個細胞性に密に増殖する(図1-a).進行するにつれて表皮内異型メラノサイトは胞巣も形成するが(図1-b),原則的には個細胞性増殖が優位である.表皮内異型メラノサイトは大小不同のある濃染クロマチン核を有し,やや角張った印象の核および細胞形態を呈することが多いが,上皮様になることもある.また,表皮内の異型メラノサイトは稀にHE 染色標本で認識困難となり invisible melanoma になることもあるため,その場合には積極的に免疫染色を併用して評価すべきである.ま

表 1. つづき

High UV		Low to No (or Variable/Incidental) UV				
III	IV	V	VI	VII	VIII	IX
Desmoplastic Melanoma	Spitz Melanoma	Acral Melanoma	Mucosal Melanoma	Melanoma in Congenital Nevus (MCN)	Melanoma in Blue Nevus (MBN)	Uveal Melanoma
?IMP	Spitz Naevus	? Lentiginous acral naevus	?Melanosis	Congenital Naevus (CN)	Blue Naevus	?Naevus?
?IAMP/ dysplasia	Atypical Spitz Tumor (Melanocytoma)	IAMP/ dysplasia	Atypical melanosis/ dysplasia/ IAMPUS	Nodule in CN (Melanocytoma)	(Atypical) Cellular Blue Naevus (CBN) (Melanocytoma)	?
Melanoma in situ (MIS)	STUMP/ MELTUMP	Acral MIS	Mucosal MIS	MIS in CN	Atypical CBN	?
Desmoplastic Melanoma (VGP)	Malignant Spitz Tumor (VGP)	Acral melanoma (VGP)	Mucosal lentiginous melanoma (VGP)	Melanoma in CN (VGP)	Melanoma ex Blue Nevus (VGP)	Uveal melanoma
NF1, ERBB2, MAP2K1, MAP3K1, BRAF, EGFR, MET,	**HRAS, ALK, ROS1, RET, NTRK1, NTRK3, BRAF, MET,**	**KIT, NRAS, BRAF, HRAS, KRAS, NTRK3, ALK, NF1**	**KIT, NRAS, KRAS, or BRAF,**	**NRAS, BRAF V600E (small lesions), BRAF**	**GNAQ, GNA11, CYSLTR2,**	**GNAQ, GNA11, CYSLTR2, or PLCB4**
TERTp, NFKBIEp, NRAS PIK3CA PTPN11	*CDKN2A*	*CDKN2A, TERTp CCND1, GAB2*	***NF1,*** *CDKN2A* ***SF3B1,*** *CCND1, CDK4, MDM2*		*BAP1, EIF1AX* ***SF3B1***	*SF3B1, EIF1AX, BAP1*

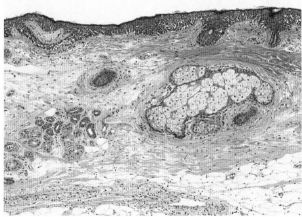
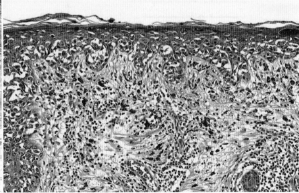

a | b
c

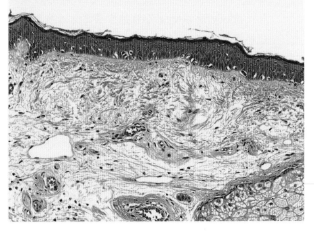

図 1.

High-CSD (cumulative sun damaged) melanoma *in situ* の病理組織像

　　a：表皮基底層を中心として異型メラノサイトが個細胞性かつ高密度に分布しており，真皮浅層には線維化反応もみられる．

　　b：病変中心部の細胞異型の強い領域

　　c：病変辺縁部の細胞異型の弱い領域

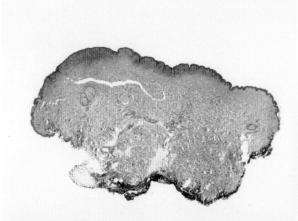

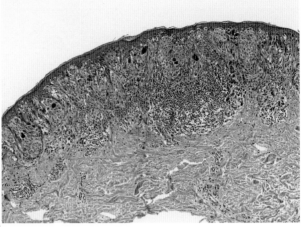

a | b
c |

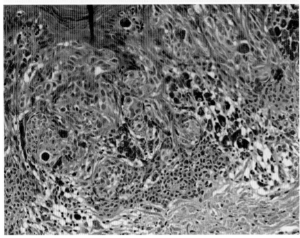

図 2.
Low-CSD melanoma の病理組織像
  a：いわゆる thin melanoma と呼ばれる早期病変である．
  b：表皮基底層には異型の強いメラノサイトが密に増殖
    している．
  c：一方で真皮内には既存の良性色素細胞性母斑が残存
    しており，深達度を評価する際にはこの成分を測定対
    象外にしなければならない．

た，病変の辺縁部では徐々に細胞異型が弱くなり，病変の境界がしばしば判別困難である（図1-c）．異型メラノサイトが真皮内に浸潤すると様々な組織構築や細胞形態を示すことになる．本邦では稀であるが，後述する線維形成性黒色腫（desmoplastic melanoma）になることもある．背景の真皮には少なくとも中等度以上の弾性線維の変性所見が観察されるが，病変の表皮下には線維化反応が生じて弾性線維の変性所見が認識できなくなることもある（図1-a）．良性の色素細胞性母斑（melanocytic nevus）を合併することは基本的にない．

Low-CSD melanoma の病理組織診断

Low-CSD melanoma は表在拡大型黒色腫（superficial spreading melanoma）とほぼ同義であるが，表在拡大型黒色腫が増殖形態の観点から厳密に規定されているのに対して，low-CSD mel-

anoma はそのような縛りがなく，結節型黒色腫の増殖形態を呈するものも包括されうる．Low-CSD melanoma は，若年成人から高齢者までの体幹・四肢（掌蹠や爪を除く）に代表されるような，間欠的に強い日光曝露を受けてきた部位に発生する．本邦では後述の acral melanoma よりもやや少ないくらいか同程度の頻度であるが，白人では圧倒的に最多である．ドライバー遺伝子変異としては，ほとんどの症例が BRAF V600E 点変異であるが，NRAS などの他の変異も含まれる．日本人は白人に比べて BRAF V600E 点変異例が若干少ないかもしれない．悪性化の段階では，CDKN2A 遺伝子のホモ接合性の不活性化が関与することが多い．

組織学的には，表皮内の腫瘍領域と非腫瘍領域の境界部は明瞭である（図2-a）．表皮内においては，異型メラノサイトが胞巣状かつ個細胞性に密に増殖するが（図2-b），特に表皮稜間をまたいで

表皮基底層に連続的に異型メラノサイトが分布する所見は異形成母斑（dysplastic nevus）と鑑別するうえで重要である．また，表皮基底層のみならず角層側に向かって pagetoid に分布する現象はアセントとも称されるが，この特徴が目立つために以前は pagetoid melanoma と表現されることもあった．表皮内異型メラノサイトは類円形に腫大した核と豊富な胞体からなる類上皮細胞形態を呈することが多い．核小体は好酸性で明瞭になりやすい．一方，淡好塩基性の胞体内に粉塵状の細かいメラニン顆粒を含有させる，pulverocyte と呼ばれる異型メラノサイトが出現することも多い．表皮は萎縮することが多いが，部分的に肥厚することも多い．メラノーマが浸潤する場合でも，上皮様の異型メラノサイトであることが一般的であるが，母斑細胞様のこともしばしばである．また，領域によって細胞形態が少しずつ異なり，多彩な細胞像を呈することが多い．背景の真皮には弾性線維の変性所見はあっても軽度である．約20％の症例では，病変下の真皮内のどこかに良性の真皮内型色素細胞性母斑を合併する（図2-c）[2]．真皮内成分についてはメラノーマ細胞と既存の母斑細胞とを区別できることが多く，深達度を測定する際にはメラノーマ成分だけを評価対象とすべきである．また，表皮内病変の辺縁部にも異形成母斑に相当する成分が残存していることが多いが，この場合にはメラノーマとの境界は必ずしも明瞭ではなく，表皮内腫瘍成分はメラノーマと一括されて対処されるのが通常である．背景の真皮内の弾性線維の変性は軽度である．

Acral melanoma の病理組織診断

Acral melanoma は従来の末端黒子型黒色腫（acral lentiginous melanoma）とほぼ同義であるが，lentiginous growth pattern か否かにとらわれる必要のない名称に変更された．発生部位は掌蹠，特に足底である．爪下病変を含んで表現されることが多いが，爪下病変と非爪下病変とでは性質が少し異なっている可能性もある．ドライバー遺伝子変異として，*KIT*，*NRAS*，*BRAF*，*HRAS*，*KRAS*，*NF1* などが挙げられる．

表皮内の腫瘍性領域と非腫瘍性領域の境界部は不明瞭なことが多い．また，一般的に早期病変の病理組織学的診断は非常に困難であり，濃染クロマチンからなる三日月状あるいは多角形核のメラノサイトが非常に疎に表皮基底層に分布するのみである（図3-a）．ただし，物理的な外的刺激が加わる部位であることもあり，進行するにつれてアセントが目立ってくることもしばしばである．早期病変では細胞形態像が診断の手がかりになることが多く，また，これらの腫瘍性メラノサイトが汗管開口部（皮丘部）に優位に分布する傾向にあることも診断の一助になるかもしれない（図3-a）．ちなみにメラノサイトが汗管開口部に優位に分布しているのか否かの判断には，角層内のメラニン顆粒の分布を観察することも役に立つ．HE 染色標本で角層内のメラニン顆粒が判然としない場合には，Fontana-Masson 染色がその可視化に有用である．このような参考所見を観察するため，早期病変の病理診断の際には，検体を皮溝や皮丘に垂直方向で切り出しするように努めたほうがよい．腫瘍細胞は短紡錘形から長紡錘形のことが多いが（図3-b），上皮様の細胞形態を示すこともある（図3-c）．進行例では結節型の発育様式になることもある．真皮内に良性の色素細胞性母斑（melanocytic nevus）を合併することは偶発例を除けば基本的にない．爪下病変の組織像や細胞像も上述の acral melanoma によく似ている[3]（図4）．

その他のメラノーマの病理組織診断

1．Desmoplastic melanoma の病理組織診断

本邦では極めて稀である．基本的に高齢者の露光部に発生するが，例外もある．臨床的および病理学的に診断することが非常に難しく，しばしば適切な診断がつけられずに長期間経過観察されている．それでも転移することは稀であり，予後良好な亜型である．ドライバー遺伝子変異として，*NF1* などが挙げられる．

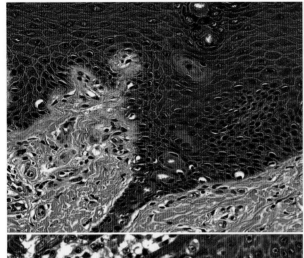
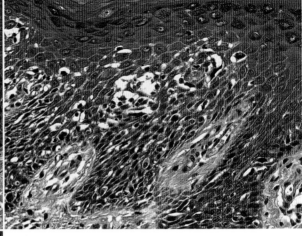
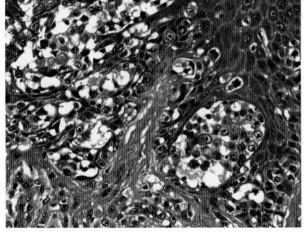

a | b
c |

図 3.
Acral melanoma の病理組織像

　　a：早期病変では，メラノサイトの軽度の核異型（濃染クロマチンからなる角ばった核）と汗管開口部優位の分布が診断の手がかりになる.

　　b：細胞密度が高くなるとともに核異型も目立つようになる.

　　c：腫瘍細胞は紡錘形のことが多いが，このように上皮様になることもある.

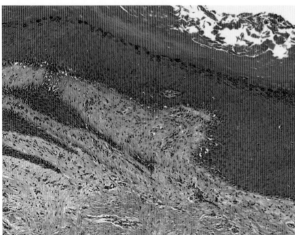
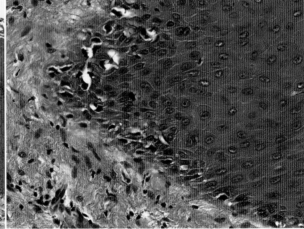

図 4.　Subungual melanoma の病理組織像　　　　　　　a | b
　a：足底病変と同様に早期病変では病理組織診断が難しい.
　b：細胞所見は図 3-a，b と同様である.

組織学的には被覆表皮に high-CSD melanoma の成分がある場合もあればはっきりしない場合もある．真皮内に desmoplasia あるいは fibroplasia の線維化反応を伴いながら，異型の弱い長紡錘形

腫瘍細胞が疎に分布している（図 5）．腫瘍細胞は，線維芽細胞・筋線維芽細胞，平滑筋細胞，あるいはシュワン細胞様であり，メラニン色素もほとんど沈着させていない．一見すると瘢痕組織のよう

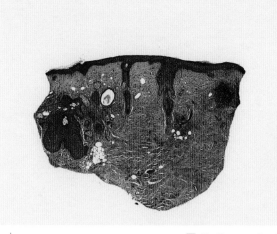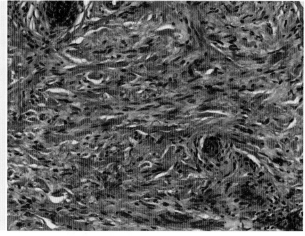

a | b

図 5. Desmoplastic melanoma の病理組織像
a：微小な生検検体の標本ではあるが，腫瘍性病変と認識するのは困難である．
b：強拡大像でも異型細胞と認識することは難しい．

であるが，腫瘍辺縁でリンパ球の集簇巣を伴うことが多く，疾患特異的な所見ではないものの，これが診断の手がかりとなりうる．一部に通常型のメラノーマ成分を合併することもあり，そのような混合型では予後不良である．免疫組織化学的には Melan A や HMB45 などは基本的に陰性であり，SOX10 あるいは S100 protein で確認しなければならない．PRAME は陰性，p16 は陽性のことがむしろ多く，これらの免疫染色もあまり役に立たない．

2．Melanoma arising in blue nevus の病理組織診断

青色母斑（blue nevus）のドライバー遺伝子変異として，*GNAQ*, *GNA11*, *CYSLTR2*, *PLCB4* 遺伝子などの activating point mutation が挙げられる．*GNAQ* 遺伝子変異例と *GNA11* 遺伝子変異例は臨床像も組織像もよく似るが，*CYSLTR2* 遺伝子変異例は稀であるものの臨床像や組織像が少し異なっている．一方，*PLCB4* 遺伝子変異例はまだ十分に解析されていない．Melanoma arising in blue nevus はそのような青色母斑が悪性化したものであり，臨床的には被髪頭部に多いという特徴がある．

組織学的にはメラノーマとして十分な病理組織学的所見，すなわち高度な核異型，多数の核分裂像，壊死巣などが観察される（図 6）．悪性領域にはメラニン色素沈着が目立たないことも多い．紡

錘形ではなく上皮様の細胞形態になることも多い．しばしば病変の側方には既存の青色母斑（pre-existing blue nevus）が残存している．免疫組織化学的には悪性例の半数以上で BAP1 の発現欠失がみられ[4]，これらの BAP1 欠失例は BAP1 発現のある悪性例よりも予後不良とされている．

3．Malignant Spitz tumor（Spitz melanoma）の病理組織診断

Spitz 母斑は，その約 15% が *HRAS* 遺伝子の点変異で生じるが，残りの約 85% はキナーゼ遺伝子（*ALK*, *ROS1*, *NTRK1*, *NTRK3*, *RET*, *MET*, *MERTK*, *LCK*, *BRAF*, *MAP3K8*, *MAP3K3* 遺伝子など[5]）の再構成によって生じると考えられている．ちなみに *BRAF* 遺伝子再構成ではなく *BRAF* 遺伝子 V600E 点変異などによって生じた low-CSD melanoma が細胞形態学的に Spitz 母斑に似ることがあり，この紛らわしい Spitz 様メラノーマ（spitzoid melanoma）を真の Spitz 母斑から区別することは極めて重要である．また，真の Spitz 母斑であっても，遺伝子変異がさらに蓄積していくと病理組織形態や生物学的態度が変わっていき，異型 Spitz 腫瘍（atypical Spitz tumor）あるいは Spitz メラノーマ（Spitz melanoma）と呼ばれるようになる．異型 Spitz 腫瘍や Spitz メラノーマはリンパ節転移をきたすことも珍しくないが，それらの生命予後は良好と考えられる．ただし，少なくとも 2018 年までの文献は Spitz メラノーマ

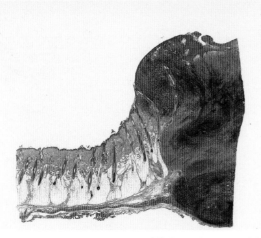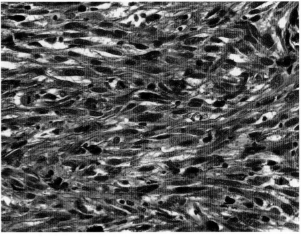

図 6. Melanoma arising in blue nevus の病理組織像　　　　　a｜b

a：被髪頭部に形成された大きな腫瘍であり，この症例ではメラニン色素の沈着が目立つ.

b：この領域では高異型度の紡錘形腫瘍細胞が豊富なメラニン色素を伴いながら増殖している.

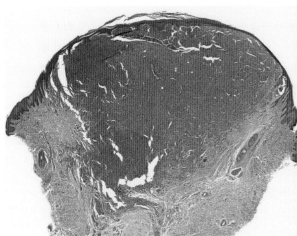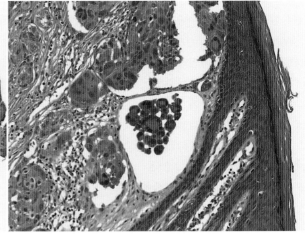

図 7. Atypical Spitz tumor の病理組織像　　　　　　　a｜b

（東京医科歯科大学医学部附属病院病理部・病理診断科 三浦圭子先生の厚意による）

a：ドーム状に隆起した病変で，腫瘍細胞は表皮から真皮にかけて楔状に高密度で増殖している.

b：多核化した上皮様の腫瘍細胞が目立ち，リンパ管侵襲像もみられるが，細胞異型は高度ではなく
　核分裂像も多くない.

と Spitz 様メラノーマを混同して解析しているものばかりであり，それらの文献の解釈には注意が必要である．Spitz メラノーマの悪性度評価の設定，さらにはそれらの詳細な予後データが今後の研究により明らかにされるだろう．ちなみに，メラノサイト系腫瘍において，遺伝子再構成の存在が Spitz 母斑への分類を保証するものではなく，Spitz 病変の概念に当てはまらない病変において，*PRKCA，PRKCB，PRKCG，PKN1，NTRK2，RAF1* などの遺伝子再構成が既に見つかってきている．また，Spitz 病変としての細胞形態学的特徴

を有さないものの *BRAF* 遺伝子再構成を有する先天性色素細胞性母斑（congenital melanocytic nevus）やメラノーマの報告もある．Spitz 病変の定義が再考されるべき時期にきており，そのコンセンサスが得られるまでにはもう数年を要するものと考えられる.

　組織学的には，Spitz 母斑としての細胞形態学的特徴（豊かな好酸性胞体を有する紡錘形あるいは上皮様の細胞像）を備えつつも，高度な核異型，多数の核分裂像などの種々の悪性所見が観察される．図 7 に提示する症例は異型 Spitz 腫瘍に相当

する病変であり，筆者はこれを Spitz メラノーマ
とは診断しない．

文　献

1) Elder DE, Barnhill RL, Bastian BC, et al：Mela-
   nocytic tumours. WHO Classification of Skin
   Tumours(Elder DE, et al eds), 4th ed, IARC,
   Lyon, pp. 65-152, 2018.
2) Massi D, Carli P, Franchi A, et al：Naevus-asso-
   ciated melanomas：cause or chance? *Melanoma
   Res*, **9**：85-91, 1999.
3) Tan KB, Moncrieff M, Thompson JF, et al：Sub-
   ungual melanoma：a study of 124 cases high-
   lighting features of early lesions, potential pit-
   falls in diagnosis, and guidelines for histologic
   reporting. *Am J Surg Pathol*, **31**： 1902-1912,
   2007.
4) Costa S, Byrne M, Pissaloux D, et al：Melanoma
   associated with blue nevi or mimicking cellular
   blue nevi：clinical, pathologic, and molecular
   study of 11 cases displaying a high frequency of
   GNA11 mutations, BAP1 expression loss, and a
   predilection for the scalp. *Am J Surg Pathol*,
   40：368-377, 2016.
5) Quan VL, Panah E, Zhang B, et al：The role of
   gene fusions in melanocytic neoplasms. *J Cutan
   Pathol*, **46**：878-887, 2019.

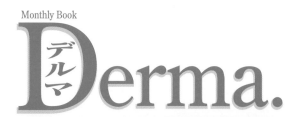

好 評

No.288

実践！
皮膚外科小手術・
皮弁術アトラス

2019 年 10 月増大号
編集企画：田村　敦志（伊勢崎市民病院主任診療部長）
定価（本体価格 4,800 円＋税）　B5 判　182 ページ

皮膚外科のエキスパートが注意点とコツを余すことなく解説！

部位ごとの注意点、疾患の病態、患者の希望を加味した治療を行うための要点をまとめ、デザインや手術手技のコツ、合併症を避けるための工夫などを、皮膚外科のエキスパートがわかりやすく解説。基礎から応用までビジュアルで学べる、皮膚外科を行うすべての医師にご覧いただきたい一書です。

▶ CONTENTS

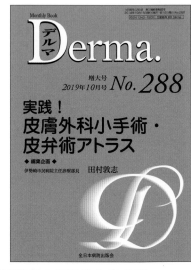

（株）全日本病院出版会　www.zenniti.com

〒 113-0033　東京都文京区本郷 3-16-4　　電話（03）5689-5989　　FAX（03）5689-8030

MB Derma, **298**：35-44，2020.

◆特集／いま基本にかえるメラノーマ診療
外科療法の実際

松下茂人*

Key words：外科療法(surgical therapy)，原発巣(primary lesion)，切除マージン(excision margin)，領域リンパ節(regional node)，センチネルリンパ節(sentinel lymph node)，リンパ節郭清(lymph node dissection)．

Abstract メラノーマでは，近年の薬物療法の目覚ましい進歩によって切除不能例の治療選択肢が増え，予後の改善に寄与している．一方で切除可能な病変に対して最優先される治療は，新規治療が開発されてもやはり外科的完全切除である．外科療法においては，必要最小限の犠牲で十分な治療効果が得られるような切除と機能・整容的な側面に配慮した再建の計画を綿密に立てる必要がある．領域リンパ節の扱いについては，近年新たなエビデンスが示されたことにより，今後の外科的介入の方針が大きく変わる可能性がある．本稿ではメラノーマの外科療法について，その歴史的変遷から原発巣の切除マージンや再建術式，領域リンパ節(センチネルリンパ節やリンパ節郭清)の扱いについて，現時点のメラノーマでの外科療法の位置づけについて詳述したい．

はじめに

メラノーマにおいては近年の薬物療法の進歩がその予後の改善に大きく寄与しているが，原発巣の初期治療は外科的完全切除である．メラノーマのみならず皮膚がんの外科治療で重要なのは，必要最小限の犠牲で十分な治療効果が得られるような切除計画および機能・整容的な側面に配慮した再建計画を綿密に立てることである．そのためには診断学(細胞病理学)に基づき疾患を理解して切除範囲を適切に設定し，形態解剖学に基づき欠損部再建が必要な場合の再建術式を検討することが必要である．他方，領域リンパ節における転移様式に関する sentinel node concept が提唱されて以来，センチネルリンパ節生検が一般的となっているが，その意義およびその先のリンパ節郭清については近年考え方が大きく変遷しており，十分理解しておく必要がある．本稿では，メラノーマ

の外科療法について原発巣の切除マージンや再建についての考え方，領域リンパ節の扱いについて詳述したい．

外科療法の歴史的変遷

メラノーマの外科療法については，1840 年に Samuel Cooper が早期発見と外科治療を行うことの有益性を示し[1]，1857 年に William Norris が周囲の健常皮膚を含めた広範囲切除によって局所再発を低下させるとし[2]，1892 年には Herbert Snow が局所の外科切除とともにリンパ節郭清の妥当性を提唱して[3]，そして 1907 年には William Sampson Handley によって 2 インチ(およそ 5 cm)の距離で皮下組織から筋膜を含めた切除とリンパ節切除が推奨された[4]．以来，今日まで原発巣の外科切除とともにリンパ節郭清が標準的に行われている．さらに 1967 年に Wallace Henderson Clark Jr. が Clark's scale を[5]，1970 年には Alexander Breslow が予後に関わる因子として Breslow thickness を考案して[6]，その後の外科治療の発展に寄与してきた．

* Shigeto MATSUSHITA，〒892-0853 鹿児島市城山町 8-1 独立行政法人国立病院機構鹿児島医療センター皮膚腫瘍科・皮膚科，科長

表 1. メラノーマの切除マージンに関する RCT の母集団とエンドポイント（文献 7 より引用）

Trials	Excision margin		Breslow thickness (mm)	Location of melanoma		Findings
	Narrow (cm)	Wide (cm)		Included	Excluded	
WHO melanoma	1	3	≤2.0	Not specified		Risk of local recurrence, melanoma-specific and overall survival were not different between two groups
European/French	2	5	≤2.0	Whole body	Toes, nail or fingers, acral lentiginous melanoma	Risk of local recurrence, melanoma-specific and overall survival were not different between two groups
Swedish I	2	5	>0.8 and ≤2.0	Trunk and extremity	Hand and foot	Risk of local recurrence, melanoma-specific and overall survival were not different between two groups
Intergroup melanoma	2	4	1~4	Trunk and proximal extremity	Distal to the elbow or knee	Risk of local recurrence, melanoma-specific and overall survival were not different between two groups
Swedish II	2	4	≥2.0	Trunk and extremity	Hand, foot, head, neck and anogenital region	Risk of local recurrence was higher in the group of 2 cm margin ($P=0.06$). Melanoma-specific and overall survival was not different between two groups
UK	1	3	≥2.0	Trunk and limbs	Palm and sole	Risk of loco-regional recurrence was significantly higher in the group of 1 cm margin ($P=0.05$). Overall survival was not different between two groups

原発巣の外科療法

1．切除マージンについて

a）切除マージンの必要性

メラノーマでは，表皮内での水平方向への増殖とともに真皮以下へと垂直方向に増殖する，二相性増殖が特徴的である．一方でリンパ管を介した転移形式をとるため，in-transit 転移，satellitosis（衛星病巣）といった病変を生じるのも特徴である．そのため原発腫瘍の直接浸潤および脈管浸潤を考慮した切除マージンの設定が必要になってくる．

b）ガイドラインに基づいた側方マージン

側方の切除マージン設定においては，欧米でBreslow thickness に応じた様々なランダム化比較試験（randomized controlled trial；RCT）が行われてきた（表1）[7]．これらの科学的根拠をもとに，各国の診療ガイドラインで側方の切除マージンが設定されている．我が国においても海外で行われた RCT に基づいて，皮膚悪性腫瘍診療ガイドライン第 2 版では切除範囲について，in situ 病変では 3~5 mm, tumor thickness（TT）1.01~2.0

mm では 1~2 cm, TT 2.01 mm 以上では 2 cm の切除マージンが勧められている[8]．ただ，ここで注意しないといけないのは，表 1 に示すようにRCT の多くで本邦に多い acral lentiginous melanoma（ALM）が除外されていることである．ALMでは遺伝子増幅を受けた異常なメラノサイト（field cells）が，病的意義は明らかではないが，腫瘍から離れた正常皮膚にも存在することが証明されている[9]．よって，ガイドラインで記載されている切除マージンは，ALM では目安としてとらえるべきである．しかし，仮に残存している field cells から再発するとしても，一般的に上皮内病変であるため当初から過剰な切除を行う必要はなく，手術後の慎重な観察が何より肝要となってくる．また，爪部メラノーマのように切除範囲の設定の程度によっては機能的な問題が大きく生じうる病型も，本邦では欧米に比べるとその頻度が高い．

c）深部の切除マージン

深部の切除マージンについて，局所制御や予後について検証した大規模 RCT はこれまでのところ報告されていない．以前は下床の筋膜を含めて

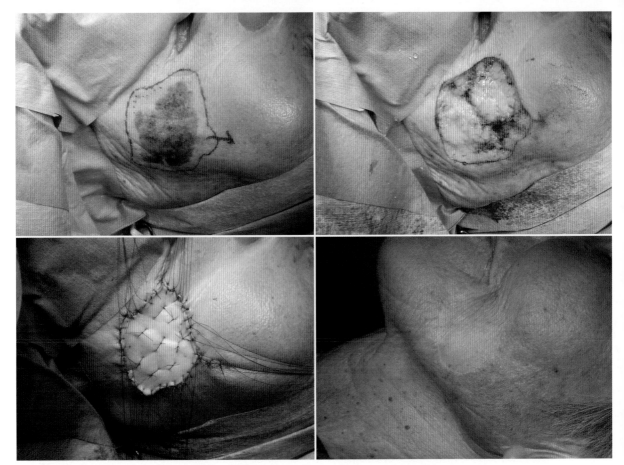

図 1. 80 歳代前半. 女性. 左頬部の *in situ* 病変
　a：病変から 3～5 mm 離してデザイン（12 時方向にマーキングしている）.
　b：脂肪織浅層で病変を切除.
　c：右鎖骨上部を恵皮部とした全層植皮で再建.
　d：術後 2 年 9 か月. 腫瘍の再発はなく整容的にも良好な結果が得られた.

切除するのが一般的だったが，TT が 2 mm を超える場合でも筋膜切除の有無によって予後は変わらないという報告もある[10]. 少なくとも *in situ* 病変であれば脂肪織浅層までの切除にとどめ，それ以外では TT に応じて症例ごとに対応する必要があろう（図 1）.

2. 再建術式について

a）再建のコンセプト

メラノーマのみでなく皮膚外科領域全般では，機能・整容面を考慮した "simple is best" の再建術を行う必要がある. 再建方法は単純縫縮，遊離植皮，有茎植皮（皮弁）などが挙げられる. 有茎（局所）皮弁は形態によって基本的に Advancement（前進）・Rotation（回転）・Transposition（転位）の

3 型（それぞれの頭文字をとって ART）に分類される. 局所皮弁での再建を行う場合にはこの ART を考慮した術前計画が必要となる.「局所再発が早期に発見しやすいように」と，局所皮弁よりは遊離植皮での再建を選択する考え方があるが，メラノーマでは有棘細胞癌や基底細胞癌のように境界不明瞭な浸潤性増殖をきたすことは少なく，切除後に深部断端から局所再発する症例はほとんどないため，遊離植皮での再建に拘泥する必要はない[11][12]し，一方で適切な範囲で切除してシンプルな遊離植皮で機能・整容的に満足いくなら，あえて複雑な再建をする必要はない（図 1）.

b）部位別の再建術式について[13]

（1）**顔面部**：顔面部は解剖学的に三次元構築が複

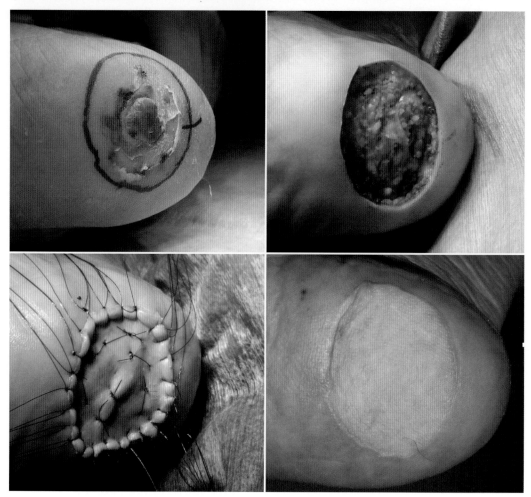

図 2. 90 歳代前半，女性．右踵部の結節性病変
a：病変から 10 mm 離してデザイン.
b：Heel pad を温存して病変を切除.
c：左鼠径部を恵皮部とした全層植皮で再建.
d：術後 2 年 2 か月．腫瘍の再発はなく胼胝なども生じず機能的に良好な結果が
　得られている.

雑で遊離縁が多いため，機能・整容面をより考慮
した再建が必要となってくる．深部の切除マージ
ンについては前述の通りで，深達性であっても顔
面神経を温存しながら SMAS(superficial mus-
culo-aponeurotic system)を含むレベルで切除す
ればほとんど問題ない．再建は，近接した組織で
の被覆（局所皮弁）が望ましいが，in situ 病変など
で脂肪織浅層までの切除後欠損であれば，耳周囲
や鎖骨上部を恵皮部とした遊離植皮でも，十分整
容的に良好な結果が得られる（図 1）．眼瞼・口部
のような遊離縁に欠損が及ぶ場合には遊離植皮よ
り局所皮弁のほうが機能・整容面で優れる．

(2) 足底部：日本人の 3 割程度のメラノーマが足
底原発であり，なかでも踵部や第 1，第 5 中足骨
頚部といった荷重部に好発する．荷重部は厚い
クッション性や強靱性，知覚の保持が重要とな
る．前述のような深部の切除マージンを考える
と，基本的に heel pad を温存できるため，遊離植
皮での再建も機能的に認容できる（図 2）．しかし
踵部全体の皮膚や heel pad を切除した場合や，足
趾骨面が露出するような場合には厚い軟部組織や
皮膚を含んだ皮弁での再建が，機能面を考慮する
と理想的な再建方法である（図 3）．欠損の範囲が
踵部全体でなければ小さな局所皮弁や遊離植皮

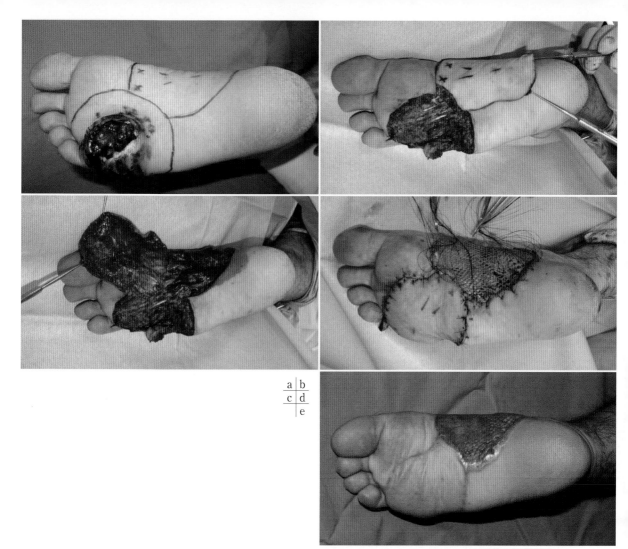

図 3. 60 歳代前半, 男性. 右足底部の広範囲な腫瘍性病変

a：病変から 10〜20 mm 離してデザイン.
b：第 5 中足骨基部の MP 関節で離断して病変を切除. 逆行性内側足底動脈皮弁をデザイン.
c：内側足底動脈浅枝の内浅弓枝を逆行性の血管茎として皮弁を挙上.
d：土踏まず部は左鼠径部を恵皮部とした全層網状植皮で再建.
e：術後 6 か月. 腫瘍の再発はなく胼胝なども形成せず機能的に良好な結果が得られている.

が, 荷重部にかからない欠損であれば遊離植皮が優先される.

(3) **陰 部**[14]：陰部は解剖学的に複雑な三次元構築で, 排泄・性的・運動機能といった特殊な機能を有している. そのために, 場合によっては消化器外科, 泌尿器科, 婦人科などと協働で, 腫瘍の進展を評価しておく必要がある. 他部位と同様に必要最小限の犠牲で十分な治療効果が得られるような切除計画を立て, 解剖学的三次元構築や様々

な機能の保持・修復を最大限に行うよう努める.
男性の陰茎・陰嚢部の場合, 亀頭部であれば尿道原発か否かの評価も行われる. 切除については陰茎筋膜上, 陰嚢肉様膜下で十分であり, 再建は遊離分層植皮が第一選択となる. 陰嚢部は網状植皮を行ったほうが, 生着率が高く整容面でも良好な結果が得られる. 女性外陰部や肛門部では, 粘膜側に近接しているときには他科と協働で進展の評価が必要となる. 再建については, 筆者は周術期

の創管理や機能・整容面の回復を考慮して gluteal fold flap などの局所皮弁を行うことが多い.

領域リンパ節の外科療法

1. リンパ管の構築とリンパ流[12]

皮膚のリンパ管は,起始部の毛細リンパ管が真皮浅層で盲端として存在しており,真皮内から皮下脂肪織で前集合管となり,皮下脂肪織や深筋膜下の集合管につながる.盲端部では内皮細胞がルーズに接着しており,組織間質液は外圧の変化でリンパ管内に移動して,弁を有する毛細リンパ管内をポンプ作用で流れていく.このようにリンパ管の構築はある程度知られているものの,がん細胞のリンパ管内への侵入機構はあまり明確になっていない.リンパ流についてはいくつかの報告がなされているが,足部から鼠径に至るリンパ流を観察した報告では,複数のリンパ管が静脈周囲を複雑に走行することが示されている.メラノーマの in-transit 転移の病理像をみると,皮下脂肪織内や真皮内など様々な深さのリンパ管内に生じることが観察される.つまり一旦リンパ行性転移を生じる状態になると,あらゆる解剖学的部位のあらゆる深さのリンパ管内に転移は生じうることが推測される.

2. センチネルリンパ節生検

センチネルリンパ節(sentinel lymph node;SLN)とは,原発巣からのリンパ流で腫瘍細胞が最初に到達しうるリンパ節であり,腫瘍がリンパ行性転移をする場合には最初に SLN から転移が起こるとする概念を sentinel node concept という.メラノーマではセンチネルリンパ節生検(SLN biopsy;SLNB)を行って,転移の有無によりリンパ節郭清が省略できるかどうかを決定する方法が広く普及している.SLN の同定には,パテントブルーやインジゴカルミンといった色素でリンパ管やリンパ節を青染する方法(色素法),スズコロイドやフチン酸でラベルしたテクネシウムといったラジオアイソトープ(RI)を用いてシンチグラフィーで検出し,術中にガンマプローブで部位を確認する方法(RI 法),そしてインドシアニングリーン(ICG)を用いて蛍光色素が取り込まれた SLN を検出する ICG 蛍光法が挙げられる[15].色素法単独に比べて RI 法との併用によって SLN 同定率が上がるため,併用することが一般的である.ICG 蛍光法は表在性のリンパ節しか検出できないが,原発巣と領域リンパ節が近接するなどして RI 法で生じる shine through 現象によって SLN の同定が困難な例,特に頭頸部で有用である.SLNB の有用性を検証する多施設共同の前向きランダム化比較試験(Multi-center Selective Lymphadenectomy Trial-I;MSLT-I)においては,SLNB を行い転移があった場合にリンパ節郭清術を追加することが,経過観察中にリンパ節転移を生じて郭清を行うよりも予後が改善するか否かが検証された[16].その結果,SLN の微小転移の有無は再発や生存率に関わる予後因子であることが確認された.また,原発の TT が 1.2〜3.5 mm で経過観察後の郭清術群より SLNB 群のほうが 10 年疾患特異的生存率が上回ったものの,TT が 3.5 mm 以上の症例や領域リンパ節転移のない症例では差がみられず,SLNB は原発部が中間層の厚さのメラノーマで有用と考えられた.

3. リンパ節郭清について

a) リンパ節郭清の意義

SLN については,がんの転移様式によって 2 つの仮説が立てられている[17].がんが SLN に潜在的な転移を生じ,そこから non-SLN へと拡がり遠隔転移をきたす incubator hypothesis と,SLN 転移と同時に血行性転移が生じる,つまり SLN 転移は遠隔転移のマーカーでしかないといった marker hypothesis である.この 2 つのうち incubator hypothesis がメラノーマを含めた多くのがん種で受け入れられているため,がんの外科療法においてはリンパ節郭清(lymph node dissection;LND)が一般的となっている.これまでの報告では,SLN 転移陽性例のおよそ 20% に non-SLN 転移がみられるとされており[18][19],そういったコホートが LND の適応対象となりうる.近年に

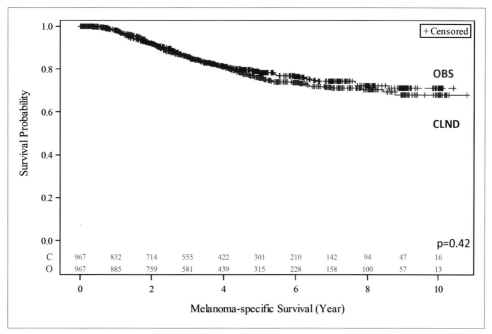

図 4. MSLT-Ⅱでのメラノーマ特異的生存率（intention-to-treat 解析）
（文献 20：Supplementary Appendix より引用）
OBS：経過観察群，CLND：LND 群

なって，早期 LND の意義を検証した多施設共同ランダム化比較試験（Multi-center Selective Lymphadenectomy Trial-Ⅱ；MSLT-Ⅱ）の結果が報告された[20]．SLNB 陽性患者に対して早期に LND を行った群（CLND 群）と，超音波検査による領域リンパ節の経過を観察した群（OBS 群）の間にメラノーマ特異的生存率で有意差がみられず，リンパ浮腫などの有害事象が CLND 群で高率に生じた（図 4）．この結果および同様の報告（DeCOG-SLT）[21]に基づいて，我が国のメラノーマ診療ガイドライン 2019 においても SLN 転移陽性例に LND を実施しないことが提案されている[15]．しかし MSLT-Ⅱ，DeCOG-SLT ともに 2/3 の症例で SLN の転移巣の最大径が 1 mm 以下であり selection bias を考慮する必要があること[22]，ALM が多い本邦でもこれらの試験結果と同様になるかどうかが不明であること，領域リンパ節に対する超音波検査による経過観察が本邦で一律に行えるかどうかという問題が残る．SLN 転移陽性例に対する LND については，正確な情報を患者・家族に伝えて治療方針を決定することが望まれる．

b）リンパ節郭清の実際

SLN 転移陽性例に対しては MSLT-Ⅱなどで LND の有益性が示されなかった一方で，臨床的に明らかな領域リンパ節転移例に対しては LND を省略する根拠はないため LND が必要となる．鼠径 LND は，鼠径靱帯，長内転筋，縫工筋で囲まれた大腿三角に存在する皮下脂肪組織を，深筋膜下の大腿動静脈周囲の脂肪組織に存在する深鼠径 LN を含めて一塊に切除することが一般的である．皮膚壊死を防ぐためには温存する皮弁側に線維脂肪膜を含めることが重要である．骨盤内 LND は，一般的に鼠径 LN から Cloquet LN を経て中枢に連続する外腸骨 LN と閉鎖 LN の郭清を指す．NCCN ガイドラインでは骨盤内 LND の適応基準として，臨床上転移が明らかな鼠径 LN 腫大，3 個以上の鼠径 LN の転移，Cloquet LN 転移陽性，骨盤部 CT でのリンパ節腫大が挙げられている[23]．しかし鼠径 LN 転移陽性例に対する骨盤内 LND の施行により予後の改善につながるとはいえないため，本邦のガイドラインにおいては鼠径 LND と併せて骨盤内 LND を行わないことが提案されている[15]．腋窩 LND は，海外においては小

胸筋外側縁より外側領域のレベルⅠから小胸筋内側縁より内側領域のレベルⅢまで含む領域の郭清が推奨されているが，術後浮腫などの合併症が増えることやレベルⅢまでの転移例が稀なことなどから，本邦では小胸筋内側縁までの領域であるレベルⅡまでに留めることが一般的である[24]．頸部LNDは，かつては内頸静脈や胸鎖乳突筋などを含んだ全領域のLNを郭清する（根治的LND）ことが行われてきたが，できるだけリンパ組織以外を温存した郭清（保存的LND）や，原発部位によって転移リスクが高い領域のみに郭清範囲を縮小した手術（選択的LND）が行われることが多くなってきている[15]．頭頸部のリンパ流は非常に複雑であることや，他部位にないようなリンパ管と血管のシャントも観察されることもある[25]ため，頭頸部の特異的な背景を考慮して，個々の症例に応じてLNDの範囲や適応を慎重に見極める必要がある．

外科療法と補助薬物療法

　肉眼的な病巣に対して外科療法を行った後に，顕微鏡的に腫瘍細胞が残存している可能性があり再発リスクが高い症例に対して，再発の抑制や生存期間の延長を目的として行われるのが術後補助療法である．領域リンパ節転移のある病期Ⅲでは，5年再発リスクがⅢAの4割に比べるとⅢCで8割程度に高まると報告されている[26]ため，補助薬物療法の効果が期待される．現在，免疫チェックポイント阻害薬のニボルマブが病期ⅢB〜Ⅳ，ペムブロリズマブおよび分子標的薬のダブラフェニブ＋トラメチニブが病期ⅢA（LN転移のtumor burden＞1 mm）〜Cでの補助薬物療法としての有効性が示されている[27]〜[29]．ここで注意しておくべきことは，これらの臨床試験の母集団では領域リンパ節も含めた腫瘍の全切除が行われていることである．よってSLN転移陽性であり，LNDを省略した症例に対してこれらの結果を当てはめて考えるべきではないことを留意すべきである．

おわりに

　メラノーマの外科療法について原発巣や領域リンパ節の扱いについて詳述した．LNDについて新たなエビデンスが欧米から示されたことによって，領域リンパ節への外科的介入の方針が今後大きく変わる可能性があり，新規薬物療法の有効性とも相まって，今後メラノーマでの外科療法の意義も変革することが予想される．例えばSLNBの意義は正確な病期分類を行うことのみとなるだろうし，LNDは薬物療法によって完全奏効に近い状態や，混合奏効に対するサルベージ手術としてとらえられるようになるであろう．ただ，現時点では，LNDを含めた外科療法の絶対適応がある症例に対して薬物療法を先行することは，エビデンスが確立していないため避けなければならない．将来的にはメラノーマの外科療法全体が縮小の方向となることに変わりはないと思われるが，治療選択肢からなくなることは決してない．原発巣においては，より緻密に過不足なく腫瘍を切除することが求められ，切除検体は薬物療法の治療効果や予後の解析目的としてさらに重要なものとなってくるだろう．そして，切除後の欠損部に対して機能・整容的に満足のいく再建を行うことは患者のニーズとして益々高まっていくだろう．

　本稿がメラノーマの外科療法や皮膚外科学のさらなる発展に寄与できれば幸いである．

謝　辞

　本稿の執筆にあたり，診療を共に行いデータ収集に尽力してくれました鹿児島医療センター皮膚腫瘍科・皮膚科の青木恵美先生，小森崇矢先生，杉野仁美先生，坂本翔一先生に感謝いたします．

文　献

1) Cooper S : The First Lines of the Theory and Practice of Surgery, Longman, London, 1840.
2) Norris W : Eight cases of melanosis with patho-

logical and therapeutical remarks on that disease, Longman, London, 1857.

3) Snow H：Melanotic cancerous disease. *Lancet*, **2**：872-874, 1892.

4) Handley WS：The pathology of melanotic growths in relation to their operative treatment. *Lancet*, **1**：927-933, 1907.

5) Clark WH Jr：A classification of malignant melanoma in man correlated with histogenesis and biologic behavior. Advances in the biology of the skin, vol. Ⅷ（Montagna W, et al eds）, Pergamon Press, New York, pp. 621-647, 1967.

6) Breslow A：Thickness, cross-sectional areas and depth of invasion in the prognosis of cutaneous melanoma. *Ann Surg*. **172**(5)：902-908, 1970.

7) Lee KT, Kim EJ, Lee DY, et al：Surgical excision margin for primary acral melanoma. *J Surg Oncol*, **114**：933-939, 2016.

8) 土田哲也, 古賀弘志, 宇原　久ほか：皮膚悪性腫瘍診療ガイドライン第2版. 日皮会誌, **125**：5-75, 2015.

9) North JP, Kageshita T, Pinkel D, et al：Distribution and significance of occult intraepidermal tumor cells surrounding primary melanoma. *J Invest Dermatol*, **128**：2024-2030, 2008.

10) Hunger RE, Seyed Jafari SM, Angermeier S, et al：Excision of fascia in melanoma thicker than 2 mm：no evidence for improved clinical outcome. *Br J Dermatol*, **171**：1391-1396, 2014.

11) 竹之内辰也：発生部位による悪性黒色腫の切除と再建. *Current Therapy*, **34**(4)：43-47, 2016.

12) 松下茂人：シンポジウム3「私の実践しているALMの手術—考え方, 工夫, こだわり」足底原発ALM—腫瘍の特性と足底機能のバランスを考慮して—. *Skin Cancer*, **28**(2)：147-149, 2013.

13) 松下茂人：Ⅴ章. 皮膚悪性腫瘍 悪性黒色腫の一般的治療について教えてください. 皮膚外科基本テキスト（出光俊郎ほか編）, 文光堂, pp. 196-201, 2018.

14) 松下茂人：【Oncoplastic Skin Surgery—私ならこう治す！】会陰部に生じた皮膚悪性腫瘍切除後の再建. *PEPARS*, **76**：58-66, 2013.

15) 中村泰大ほか：皮膚悪性腫瘍ガイドライン第3版 メラノーマ診療ガイドライン 2019. 日皮会誌, **129**(9)：1759-1843, 2019.

16) Morton DL, Thompson JF, Cochran AJ, et al：Final trial report of sentinel-node biopsy versus nodal observation in melanoma. *N Engl J Med*, **370**：599-609, 2014.

17) Morton DL, Hoon DS, Cochran AJ, et al：Lymphatic mapping and sentinel lymphadenectomy for early-stage melanoma：therapeutic utility and implications of nodal microanatomy and molecular staging for improving the accuracy of detection of nodal micrometastases. *Ann Surg*, **238**：538-549, 2003.

18) Lee JH, Essner R, Torisu-Itakura H, et al：Factors predictive of tumor-positive nonsentinel lymph nodes after tumor-positive sentinel lymph node dissection for melanoma. *J Clin Oncol*, **22**：3677-3684, 2004.

19) Gershenwald JE, Andtbacka RH, Prieto VG, et al：Microscopic tumor burden in sentinel lymph nodes predicts synchronous nonsentinel lymph node involvement in patients with melanoma. *J Clin Oncol*, **26**：4296-4303, 2008.

20) Faries MB, Thompson JF, Cochran AJ, et al：Completion Dissection or Observation for Sentinel-Node Metastasis in Melanoma. *N Engl J Med*, **376**：2211-2222, 2017.

21) Leiter U, Stadler R, Mauch C, et al：Complete lymph node dissection versus no dissection in patients with sentinel lymph node biopsy positive melanoma（DeCOG-SLT）：a multicentre, randomised, phase 3 trial. *Lancet Oncol*, **17**：757-767, 2016.

22) Masoud SJ, Perone JA, Farrow NE, et al：Sentinel Lymph Node Biopsy and Completion Lymph Node Dissection for Melanoma. *Curr Treat Options Oncol*, **19**(11)：55, doi：10.1007/s11864-018-0575-4, 2018.

23) NCCN Clinical Practice Guidelines in Oncology（NCCN Guidelines）Cutaneous Melanoma Version 1, 2020-ODecember 19, 2019.

24) Tsutsumida A, Takahashi A, Namikawa K, et al：Frequency of level Ⅱ and Ⅲ axillary nodes metastases in patients with positive sentinel lymph nodes in melanoma：a multi-institutional study in Japan. *Int J Clin Oncol*, **21**：796-800, 2016.

25) Pan WR, Suami H, Taylor GI：Lymphatic Drainage of the Superficial Tissues of the Head and Neck：Anatomical Study and Clinical Implications. *Plast Reconstr Surg*, **121**：1614-1624, 2008.

26) Romano E, Scordo M, Duzsza SW, et al : Site and timing of first relapse in stage Ⅲ melanoma patients : implications for follow-up guidelines. *J Clin Oncol*, **28** : 3042-3047, 2010.

27) Weber J, Mandala M, Del Vecchio M, et al : Adjuvant Nivolumab versus Ipilimumab in Resected Stage Ⅲ or Ⅳ Melanoma. *N Engl J Med*, **377** : 1824-1835, 2017.

28) Eggermont AMM, Blank CU, Mandala M, et al : Adjuvant Pembrolizumab versus Placebo in Resected Stage Ⅲ Melanoma. *N Engl J Med*, **378** : 1789-1801, 2018.

29) Long GV, Hauschild A, Santinami M, et al : Adjuvant Dabrafenib plus Trametinib in Stage Ⅲ BRAF-Mutated Melanoma. *N Engl J Med*, **377** : 1813-1823, 2017.

MB Derma, 298：45-51, 2020.

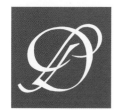

◆特集／いま基本にかえるメラノーマ診療
末端黒子型への対応

中村泰大*

Key words：末端黒子型黒色腫（acral lentiginous melanoma），爪部悪性黒色腫（nail apparatus melanoma），領域リンパ節郭清（completion lymph node dissection），免疫チェックポイント阻害薬（immune checkpoint inhibitor），抗 PD-1 抗体（anti-PD-1 antibody）

Abstract 悪性黒色腫の治療は近年の新たな研究成果や新規薬物療法の登場により大きく変貌している．外科領域においては，センチネルリンパ節転移陽性例への早期領域リンパ節郭清の効果について検証した MSLT-II trial により，早期郭清の予後延長効果はほぼ否定された．免疫チェックポイント阻害薬，分子標的薬の登場により進行期患者の予後は延長し，術後補助療法でもこれらの薬剤は，無治療経過観察や従来の治療と比較して有意に無再発生存期間を延長することが示されている．これらの治療の発展と並行して悪性黒色腫の各病型における遺伝学的，分子生物学的差異も近年報告され，病型により必ずしも同一の治療で等しい効果を示すものではないことが徐々に明らかとなってきた．本稿では本邦で最も多い末端黒子型黒色腫への治療効果と患者への対応につき考察する．

はじめに

悪性黒色腫の治療は近年の外科手術の大規模臨床試験や，免疫チェックポイント阻害薬，分子標的薬を含めた新規薬物療法の第Ⅲ相臨床試験の結果を受けて大きく変貌している．外科手術においては，原発巣切除マージンの縮小や領域リンパ節微小転移に対する郭清の省略など，より低侵襲な治療が提案されている．進行期治療では，新規薬物療法は従来の殺細胞性抗癌剤の効果を凌駕し，実臨床において長期生存例を数多く経験するようになった．現在では術後補助療法においても新規薬物療法の使用が可能となり，より有効な薬物療法の治療選択肢が増えてきた．

一方で，前述の大規模臨床試験や第Ⅲ相ランダム化比較試験の大半が，悪性黒色腫の罹患率が高い欧米白色人種主体のコホートに対して遂行され

* Yasuhiro NAKAMURA，〒350-1298 日高市山根 1397-1 埼玉医科大学国際医療センター皮膚腫瘍科・皮膚科，教授

たものであり，一概に末端黒子型が半数近くを占める本邦患者に同様の成績が適合するかは不明である．本稿では，本邦に多い末端黒子型黒色腫患者と対峙したとき，これらのデータをどのように解釈し患者に適合するかにつき，その考え方を述べ，末端黒子型の治療方針につき考察する．

末端黒子型黒色腫の定義

末端黒子型黒色腫が初めて提唱されたのは，1977 年の Reed らの報告[1]に遡る．「日光曝露の影響による solar elastosis の変化のない掌蹠や爪の黒子様病変が水平方向に数か月から数年かけて増大し，その後，垂直方向に病変が増殖することを特徴とする」と記載しており，当初は plantar lentiginous melanoma と呼称していた．これが現在の末端黒子型に相当し，1986 年に Clark ら[2]により病理組織学的特徴も加味されたうえで，末端黒子型のほかに表在拡大型，結節型，悪性黒子型の 4 型に分類された．現在は WHO より日光曝露の累積量（cumulative sun damage；CSD），解剖学

表 1. 悪性黒色腫側方マージンに関するランダム化比較試験

報告年	報告者	患者数	腫瘍の厚さ (mm)	側方マージン (cm)	局所再発発生頻度	無再発生存期間	全生存期間	末端黒子型患者数
1998	Cascinelli, et al[10]	612	0.8～2.0	1 vs 3	有意差なし[*1]	有意差なし	有意差なし	記載なし
2000	Cohn-Cedermark, et al[11]	989	<2	2 vs 5	有意差なし	有意差なし	有意差なし	記載なし
2001	Balch, et al[12]	468	1～4	2 vs 4	有意差なし	有意差なし	有意差なし	記載なし
2003	Khayat, et al[13]	326	≦2	2 vs 5	有意差なし	有意差なし	有意差なし	0
2011	Gillgren, et al[15]	936	>2	2 vs 4	有意差なし	有意差なし	有意差なし	2
2004 2016	Thomas, et al[14] Hayes, et al[16]	900	>2	1 vs 3	有意差あり[*2]	有意差なし	有意差なし[*3]	0

[*1]：4例の局所再発例はいずれも腫瘍の厚さ1～2mmの症例で側方マージン1cm群
[*2]：局所再発，in transit 転移，所属リンパ節転移を含む locoregional recurrence は側方マージン1cm群で有意に上昇
[*3]：Melanoma-specific survival は側方マージン1cm群で有意に低下

的部位，遺伝子異常によって分ける新分類が示されている[3]が，本文類では従来の末端黒子型はlow to no-CSD の acral type に相当することとなる．新分類でも示されるように，原則として末端黒子型は非露光部の掌蹠または爪部に発生するものであり，肢端でも露光部となる手背や足背の病変は，末端黒子型に含むべきではない．

末端黒子型の発生，免疫，遺伝・分子生物学的差異

末端黒子型は非露光部に生じるため，露光部に生じる悪性黒色腫に比べて紫外線曝露の影響は少ないと考えられている．近年では足底の外的刺激が多い部位の発生が多く，外的刺激との関連が推測されている[4]．免疫学的な差異としては，末端黒子型ではアミノ酸変化を生じる1塩基変異が，欧米で割合の高い表在拡大型や結節型と比較して極端に少ないことが報告されている[5]．遺伝・分子生物学的差異としては前述のとおり，病型間の遺伝学的異常に差異がある．Low-CSD に分類される表在拡大型では BRAF 遺伝子変異が白色人種で50％以上にみられるのに対して，末端黒子型での頻度は10％程度と低く，KIT 遺伝子変異がむしろ表在拡大型より高く，10～20％でみられる[6]．

悪性黒色腫における末端黒子型の発生割合

日本人を含めたアジア系人種と白色人種では末端黒子型の発生割合は大きく異なる．全皮膚悪性黒色腫のうち，中国では41％，韓国では65％，シ

ンガポールでは50％を占め[7]，本邦では粘膜型も含めた全悪性黒色腫の40％[8]を占めると報告されており，アジア圏の悪性黒色腫患者の約半数が末端黒子型である．一方，白色人種が多数を占める欧米では，米国で1～3％，オーストラリアで3％，ドイツで7％と報告されている[7]．注意すべきことは，海外における臨床試験の成績においてアジア諸国が試験に参加していない場合，エントリー患者の病型割合は欧米の悪性黒色腫患者コホートの割合が反映されることから，末端黒子型患者の試験参加は極めて少ない．そのため末端黒子型の治療に際しては，結果の解釈にも留意する必要がある．

末端黒子型治療の現状と問題点

1．原発巣切除

現行の NCCN ガイドライン[9]で推奨側方マージンが設定されている．これはすべて海外の白色人種対象の複数のランダム化比較試験[10]~[16]より，従来の広範囲切除と狭い切除範囲を比較しても局所再発発生頻度，無再発生存期間，全生存期間に有意差がなかったことより導き出されている（表1）．これらの臨床試験には末端黒子型は極めて少数の患者しかエントリーしておらず（表1），本病型に対して同様の結果となるかは不明である．また，表在拡大型，結節型と異なり，末端黒子型では in situ 病変と浸潤病変が混在するケースが多く，このような病変の場合も，現在の推奨切除マージンを当てはめる場合その解釈が難しく，施

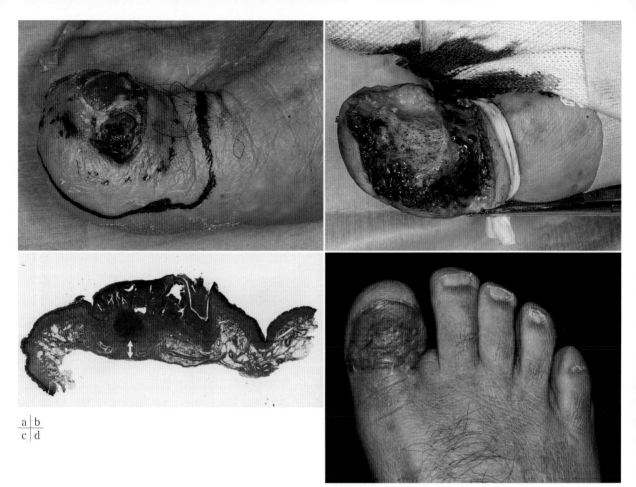

a	b
c	d

図 1. JCOG1602 登録患者(浸潤性爪部悪性黒色腫)における骨温存拡大切除術の実際
a：手術時の切除マージン．腫瘍の厚さは 4 mm 以上が見込まれるが 10 mm の側方マージンでデザイン．
b：末節骨直上での腫瘍切除直後
c：術後病理組織検査にて腫瘍の厚さは 5 mm を超えていたが，深部断端は陰性．
d：植皮術後の臨床所見

設間でマージンが統一されていない．

　現在，日本臨床腫瘍研究グループ(JCOG)の皮膚腫瘍グループにて，爪部浸潤性悪性黒色腫への原発巣切除に関する医師主導前向き試験(JCOG1602，通称 J-NAIL study)[17] が行われている．指趾 X 線上，骨浸潤のない浸潤性爪部悪性黒色腫に対して骨温存拡大切除(図 1)を行い，従来の見なし標準治療である切断術のヒストリカルデータとの比較を行うデザインとなっている．本試験では tumor thickness にかかわらず，側方マージンは 5～10 mm で切除する(図 1)試験デザインとなっており，現在のガイドラインの推奨マージンより狭い設定となっている．今後，本試験の結果によっては，末端黒子型の推奨切除マー

ジンに一石を投じる可能性がある．

2．センチネルリンパ節生検(SLNB)とリンパ節郭清(CLND)

　臨床的領域リンパ節腫大がなく，かつ画像検査上で遠隔転移のない症例では，SLNB により SLN 転移陰性例に対する領域 CLND を回避でき，病期決定の一助となっている．一方，当初は SLN 転移陽性例への早期 CLND により予後延長効果が期待されていたが，近年行われた 2 つの第Ⅲ相ランダム化比較試験(Dermatologic Cooperative Oncology Group-Sentinel Lymph Node Trial (DeCOG-SLT)[18] n＝473，Multicenter selective lymphadenectomy trial(MSLT-Ⅱ)[19]，n＝1,755)にてほぼ否定されている．詳細は他稿に譲るが，

DeCOG-SLT では，観察期間中央値 72 か月で無遠隔再発生存期間，無再発生存期間，全生存期間ともに両群間に有意差はなかった．MSLT-II でも，観察期間中央値 43 か月で無再発生存期間は早期 CLND 群で有意に延長していた（P＝0.05）ものの，疾患特異的生存期間は両群間に有意差はなかった．これらの臨床試験では，エントリー患者の 6 割以上が SLN 転移巣の最大長径（tumor burden；TB）1 mm 以下の微小転移であったため，TB の大きな症例での SLNB の効果を十分に検証できていない．2019 年に改訂された本邦メラノーマ診療ガイドライン[20]で，これらの臨床試験結果に基づき，SLN 転移陽性例に早期 CLND を実施しないことを弱く推奨しているが，白色人種を主対象とした臨床試験であり末端黒子型のエントリーは極めて少ないと考えられ，本病型への SLNB の有用性は十分に検証されていない．

3．術後補助療法

これまで本邦で頻繁に用いられてきたインターフェロンβに加えて，現在，抗 PD-1 抗体 pembrolizumab，nivolumab，および BRAF 阻害薬＋MEK 阻害薬併用療法である dabrafenib＋trametinib が病期III期を中心に使用可能である．末端黒子型における *BRAF* 遺伝子変異率は 10％程度と低い[6)21]ため，術後補助療法を行う際は抗 PD-1 抗体が主体になると考えられる．しかしながら手術と同様に，これらの術後補助療法の効果を検討した国際第III相ランダム化比較試験[22)23]において，末端黒子型を含むコホートはサンプルサイズが少数で，かつサブグループ解析でも negative data であった（nivolumab vs ipilimumab，ハザード比 0.86［95％信頼区間 0.39-1.90]）[22]．現在の本邦ガイドライン[20]では，上記国際臨床試験の結果をもって，抗 PD-1 抗体による術後補助療法を行うことを強く推奨しているが，末端黒子型においてはサブグループ解析による negative data も念頭に置いて，患者と十分協議して，その施行の是非につき決定する必要がある．

4．進行期治療

術後補助療法と同様に，進行期症例に対する治療は免疫チェックポイント阻害薬および分子標的薬が主体となる．本邦では現在，免疫チェックポイント阻害薬は nivolumab，pembrolizumab の単剤療法と nivolumab＋ipilimumab 併用療法，分子標的薬は *BRAF* 遺伝子変異患者に対して，vemurafenib による BRAF 阻害薬単剤療法と dabrafenib＋trametinib 併用療法，および encorafenib＋binimetinib 併用療法の 2 種類の BRAF 阻害薬＋MEK 阻害薬が保険承認されている．

末端黒子型への免疫チェックポイント阻害薬の臨床効果に関する国内第III相試験は存在せず，第III相試験以外の前向き試験に登録された末端黒子型の患者数も少ない[24)25]ため，真の効果を評価するためのデータに乏しい．国内臨床試験以外にこれまで報告された研究（症例数 20 例以上に限る）を表 2 に示す．Shoushtari ら[26]は nivolumab，pembrolizumab を含む複数の臨床試験，適応外使用，実地診療で集積した末端黒子型 25 例を統合解析しており，奏効率 32％，OS 中央値 31.7 か月と報告している．Nathan らは稀少な悪性黒色腫病型に対する第II相試験[27]の結果を報告しており，同試験に含まれた末端黒子型 51 例では，末端黒子型以外の皮膚悪性黒色腫と全生存期間を比較しても有意差はなかったと報告している．アジア圏での報告では，中国人対象の二次治療としての pembrolizumab の第 Ib 相試験[28]に 39 例の末端黒子型が含まれており，奏効率 15.8％と報告された．国内では進行期悪性黒色腫に対する nivolumab の臨床効果に関する前向き観察研究（CREATIVE study）[29)30]で 25 例の末端黒子型黒色腫が集積されているが，奏効率 16％，PFS 中央値は 3.3 か月であり，他のいずれの病型とも PFS に有意差はなかったと報告された．日本臨床腫瘍研究グループ（Japan Clinical Oncology Group；JCOG）の皮膚腫瘍グループが行った多施設共同後ろ向き研究（JAMP study）[21]では，nivolumab または pembrolizumab を投与した末端黒子型 193 例

表 2. 末端黒子型黒色腫の抗 PD-1 抗体効果に関する報告(症例数 20 例以上)

報告年	報告者 (研究名)	研究デザイン	地域	ALM 症例数	抗 PD-1 抗体	治療ライン	奏効率 (%)	無再発生存期間 中央値(か月)	全生存期間 中央値(か月)
2016	Shoushtari, et al[26]	後ろ向き	欧州・ 北米	25	nivolumab または pembrolizumab	1 次治療もしく は 2 次治療以降	32	4.1	31.7
2019	Nathan, et al[27] (CheckMate-172)	前向き (第Ⅱ相)	欧州・ 北米	51	nivolumab	2 次治療以降 (ipilimumab 無効後)	—	—	25.8
2019	Si, et al[28] (KEYNOTE-151)	前向き (第Ⅰb相)	中国	39	pembrolizumab	2 次治療以降 (殺細胞性化学 療法無効後)	15.8	—	—
2018 2019	Nakamura, et al[29] Yamazaki, et al[30] (CREATIVE study)	前向き	日本	25	nivolumab	1 次治療もしく は 2 次治療以降	16	3.3	—
2019	Nakamura, et al[21] (JAMP study)	後ろ向き	日本	193	nivolumab または pembrolizumab	1 次治療もしく は 2 次治療以降	16.6	3.5	18.2

を集積しており. 奏効率は 16.6% で, 爪部(n=70)で 8.6%, 掌蹠(n=123)で 21.1% と, 爪部発生例で有意に奏効率が低下(P=0.03)したことを報告している. また PFS 中央値 3.5 か月, OS 中央値 18.2 か月で. 爪部および掌蹠発生例の 2 群の比較では, OS が爪部発生例で有意に低下していた(OS 中央値 12.8 か月 vs 22.3 か月, P=0.03).

このように末端黒子型では欧米での第Ⅲ相ランダム化比較試験の成績と比較しても抗 PD-1 抗体の効果は低下していた. 欧米とアジア圏の末端黒子型のデータと比較しても, アジア圏での成績がより低い傾向であった. 爪部悪性黒色腫の割合の差や, 解明されていない民族的な免疫機構の差などが抗 PD-1 抗体の効果差に影響している可能性がある. 本邦患者に関しては, 末端黒子型のなかでも爪部発生例では抗 PD-1 抗体単剤での効果が非常に乏しいため, 抗 PD-1 抗体＋抗 CTLA-4 抗体などの複合免疫療法や *BRAF* 遺伝子変異陽性例への BRAF＋MEK 阻害薬の臨床効果につき, 引き続き症例集積を行い, その効果を検証していく必要がある.

おわりに

末端黒子型はアジア圏での診療機会が多く, 本病型に対する各種治療成績の解明が必要な分野ではあるが, 希少な症例数や臨床試験施行体制の構築の視点からも, 前向き臨床試験の実現は簡単なことではない. 現状では国内の多施設共同研究による大規模後ろ向き研究にて, 治療成績を把握することが現実的な一歩となると考えられる.

謝　辞

本研究の一部は国立研究開発法人日本医療研究開発機構(AMED)より助成を受けた(grant number：JP19ck0106508h0002).

文　献

1) Arrington JH, Reed RJ, Ichinose H, et al：Plantar lentiginous melanoma：a distinctive variant of human cutaneous malignant melanoma. *Am J Surg Pathol*, **1**：131-143, 1977.
2) Clark WH Jr, Elder DE, Van Horn M：The biologic forms of malignant melanoma. *Hum Pathol*, **17**：443-450, 1986.
3) Elder DE, Massi D, Scolyer R, et al：WHO Classification of Skin Tumours, 4th ed, Geneva, Switzerland, WHO Press, pp. 66-152, 2018.
4) Minagawa A, Omodaka T, Okuyama R：Melanomas and Mechanical Stress Points on the Plantar Surface of the Foot. *N Engl J Med*, **374**：2404-2406, 2016.
5) Hayward NK, Wilmott JS, Waddell N, et al：Whole-genome landscapes of major melanoma subtypes. *Nature*, **545**：175-180, 2017.
6) Sakaizawa K, Ashida A, Uchiyama A, et al：Clinical characteristics associated with BRAF, NRAS and KIT mutations in Japanese melanoma patients. *J Dermatol Sci*, **80**：33-37, 2015.

7) Desai A, Ugorji R, Khachemoune A : Acral melanoma foot lesions. Part 1 : epidemiology, aetiology, and molecular pathology. *Clin Exp Dermatol*, **42** : 845-848, 2017.

8) Fujisawa Y, Yoshikawa S, Minagawa A, et al : Clinical and histopathological characteristics and survival analysis of 4594 Japanese patients with melanoma. *Cancer Med*, **8** : 2146-2156, 2019.

9) National Comprehensive Cancer Network Guidelines in Oncology : Cutaneous Melanoma Version 2, 2020 (https://www.nccn.org/professionals/physician_gls/pdf/cutaneous_melanoma.pdf).

10) Cascinelli N, Morabito A, Santinami M, et al : Immediate or delayed dissection of regional nodes in patients with melanoma of the trunk : a randomised trial. WHO Melanoma Programme. *Lancet*, **351** : 793-796, 1998.

11) Cohn-Cedermark G, Rutqvist LE, Andersson R, et al : Long term results of a randomized study by the Swedish Melanoma Study Group on 2-cm versus 5-cm resection margins for patients with cutaneous melanoma with a tumor thickness of 0.8-2.0 mm. *Cancer*, **89** : 1495-1501, 2000.

12) Balch CM, Soong SJ, Smith T, et al : Long-term results of a prospective surgical trial comparing 2 cm vs. 4 cm excision margins for 740 patients with 1-4 mm melanomas. *Ann Surg Oncol*, **8** : 101-108, 2001.

13) Khayat D, Rixe O, Martin G, et al : Surgical margins in cutaneous melanoma (2 cm versus 5 cm for lesions measuring less than 2.1-mm thick). *Cancer*, **97** : 1941-1946, 2003.

14) Thomas JM, Newton-Bishop J, A'Hern R, et al : Excision margins in high-risk malignant melanoma. *N Engl J Med*, **350** : 757-766, 2004.

15) Gillgren P, Drzewiecki KT, Niin M, et al : 2-cm versus 4-cm surgical excision margins for primary cutaneous melanoma thicker than 2 mm : a randomised, multicentre trial. *Lancet*, **378** : 1635-1642, 2011.

16) Hayes AJ, Maynard L, Coombes G, et al : Wide versus narrow excision margins for high-risk, primary cutaneous melanomas : long-term follow-up of survival in a randomised trial. *Lancet Oncol*, **17** : 184-192, 2016.

17) Tanaka K, Nakamura Y, Mizutani T, et al : Confirmatory trial of non-amputative digit preservation surgery for subungual melanoma : Japan Clinical Oncology Group study (JCOG1602, J-NAIL study protocol). *BMC Cancer*, **19** : 1002, 2019.

18) Leiter UM, Stadler R, Mauch C, et al : Final analysis of DeCOG-SLT trial : Survival outcomes of complete lymph node dissection in melanoma patients with positive sentinel node. *J Clin Oncol*, **36**, 2018.

19) Faries MB, Thompson JF, Cochran AJ, et al : Completion Dissection or Observation for Sentinel-Node Metastasis in Melanoma. *N Engl J Med*, **376** : 2211-2222, 2017.

20) Nakamura Y, Asai J, Igaki H, et al : Japanese Dermatological Association Guidelines : Outlines of guidelines for cutaneous melanoma 2019. *J Dermatol*, **47** : 89-103, 2020.

21) Nakamura Y, Namikawa K, Yoshino K, et al : Anti-PD-1 checkpoint inhibitor therapy in acral melanoma : A multicentre study of 193 Japanese patients. *Ann Oncol*, (in press).

22) Weber J, Mandala M, Del Vecchio M, et al : Adjuvant Nivolumab versus Ipilimumab in Resected Stage III or IV Melanoma. *N Engl J Med*, **377** : 1824-1835, 2017.

23) Eggermont AMM, Blank CU, Mandala M, et al : Adjuvant Pembrolizumab versus Placebo in Resected Stage III Melanoma. *N Engl J Med*, **378** : 1789-1801, 2018.

24) Yamazaki N, Takenouchi T, Fujimoto M, et al : Phase 1b study of pembrolizumab (MK-3475 : anti-PD-1 monoclonal antibody) in Japanese patients with advanced melanoma (KEYNOTE-041). *Cancer Chemother Pharmacol*, **79** : 651-660, 2017.

25) Yamazaki N, Kiyohara Y, Uhara H, et al : Long-term follow up of nivolumab in previously untreated Japanese patients with advanced or recurrent malignant melanoma. *Cancer Sci*, **110** : 1995-2003, 2019.

26) Shoushtari AN, Munhoz RR, Kuk D, et al : The efficacy of anti-PD-1 agents in acral and mucosal melanoma. *Cancer*, **122** : 3354-3362, 2016.

27) Nathan P, Ascierto PA, Haanen J, et al : Safety and efficacy of nivolumab in patients with rare melanoma subtypes who progressed on or after

ipilimumab treatment : a single-arm, open-label, phase II study(CheckMate 172). *Eur J Cancer*, **119** : 168-178, 2019.

28) Si L, Zhang X, Shu Y, et al : A Phase Ib Study of Pembrolizumab as Second-Line Therapy for Chinese Patients With Advanced or Metastatic Melanoma(KEYNOTE-151). *Transl Oncol*, **12** : 828-835, 2019.

29) Nakamura Y, Takahashi A, Namikawa K, et al : Interim analysis of prospective observational study on the efficacy of nivolumab for Japanese advanced melanoma patients(CREATIVE study). *Ann Oncol*, **29** : ix105-ix108, 2018.

30) Yamazaki N, Takahashi A, Namikawa K, et al : Response of nivolumab monotherapy in 124 Japanese patients with advanced melanoma : Interim analysis of prospective observational study(CREATIVE study). *Ann Oncol*, **30** : ix115-ix117, 2019.

カラーアトラス

乳房外Paget病
—その素顔—

著者：**熊野公子、村田洋三**
（兵庫県立がんセンター）

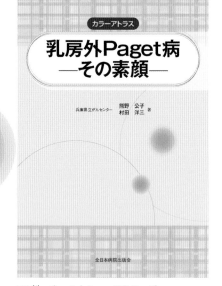

B5 判　オールカラー　252 ページ
定価（本体価格 9,000 円＋税）
ISBN：978-4-86519-212-4 C3047

乳房外 Paget 病とは何か？　謎に満ちたこの腫瘍の臨床的課題に長年にわたって全力をあげて取り組み、数々の画期的業績を上げてこられた著者らが待望の書籍を刊行した。臨床に即した実践的内容の書物であるが、最近はやりの安直・マニュアル本とはまったく異なる。本書は乳房外 Paget 病を扱いながらも、その思想は広く医療の全般に通底する。皮膚腫瘍学のみでなく、臨床医学の思考能力を深め、実践的力量を高めるうえで必読の名著である。

（斎田俊明先生ご推薦文より抜粋）

　本書は熊野公子、村田洋三の名コンビによるおそらく世界初の、Paget 病に関する総説単行本である。
　最近は EBM（Evidenced Based Medicine）という言葉がはやりだが、私（大原）は文献報告を渉猟・集積しただけでは真の EBM ではないと考えている。本書のように、長年にわたる多数例を自らが経験すればこそ、そのなかから普遍的な真理が演繹的に導き出されるのである。
　両先生のライフワークである本書の完成を心から喜ぶものである。

（大原國章先生ご推薦文より抜粋）

全日本病院出版会

〒113-0033 東京都文京区本郷 3-16-4
Tel：03-5689-5989　　Fax：03-5689-8030
www.zenniti.com

MB Derma, 298：53-61, 2020.

◆特集／いま基本にかえるメラノーマ診療

進行例に対する薬物療法の変遷と今後の可能性

中嶋千紗*　大塚篤司**

Key words：分子標的薬（molecular targeted drug），BRAF，MEK，免疫チェックポイント阻害薬（immune checkpoint inhibitor），免疫関連有害事象（immune-related Adverse Events：irAE），バイオマーカー（biomarker）

Abstract　進行期メラノーマに対する薬物療法は，免疫チェックポイント阻害薬と分子標的薬の登場によりここ数年で激変した．免疫チェックポイント阻害薬とは，免疫を負に制御する分子を阻害する抗体薬であり，主に抗 CTLA-4 抗体，抗 PD-1 抗体が用いられる．また一方で分子標的薬は，メラノーマに認められる BRAF，MEK 変異に対するものである．薬物療法の変遷をひもときながら，両薬剤の特徴や効果，免疫関連有害事象（irAE：immune-related Adverse Events）も含めた副作用について述べる．また，近年注目されているバイオマーカーについても現時点での私見をまとめる．

はじめに

メラノーマの薬物療法はここ数年で大きく変化した．奏効率 10% 程度のダカルバジン（DITC）が唯一の選択肢であった暗黒の時代は終わり，がん免疫療法の登場により，メラノーマ治療は黎明期を迎えた．現在，進行期メラノーマに対する新薬は大きく 2 つに分類される．1 つはイピリムマブ（抗 CTLA-4 抗体），ニボルマブ，ペムブロリズマブ（抗 PD-1 抗体）といった免疫チェックポイント阻害薬，もう 1 つがベムラフェニブ，ダブラフェニブ（BRAF 阻害薬），トラメチニブ（MEK 阻害薬）といった分子標的薬である．本稿では，これまでの薬物療法の変遷について述べた後，分子標的薬・免疫チェックポイント阻害薬それぞれについてまとめる．また，近年注目されている併用療法

やバイオマーカーについて，現時点での知見を述べたい．

薬物療法の変遷

1975 年に DITC がメラノーマ治療に保険適用となってから，30 年以上にわたって DITC を超える治療法が開発されない不遇の時期が続いた．高用量 IL-2 がメラノーマ治療に効果的であることがわかり，1990 年ごろ米国で使用された．その間，本邦では抗癌剤 3 剤およびインターフェロンβを併用した DAV-feron 療法が進行期メラノーマに対する治療法および術後補助療法の主流であった．そのような状況が続くなか，2011 年に，抗 CTLA-4 抗体であるイピリムマブが初めて DITC に比べ効果のある治療として報告された[1]．ガン免疫療法の幕開けである．2014 年には世界で初めて，日本において進行期メラノーマの治療として抗 PD-1 抗体であるニボルマブが承認された．また一方で同時期に，*BRAF* 遺伝子変異のあるメラノーマに対し，BRAF 阻害薬が有効であると報告され，BRAF 阻害薬であるベムラフェニブが承認された．進行期メラノーマに対する薬物治療は画

* Chisa NAKASHIMA，〒606-8507 京都市左京区聖護院川原町 54　京都大学大学院医学研究科皮膚生命科学講座
** Atsushi OTSUKA，同大学大学院医学研究科外胚葉性疾患創薬医学講座，特定准教授（皮膚科兼任）

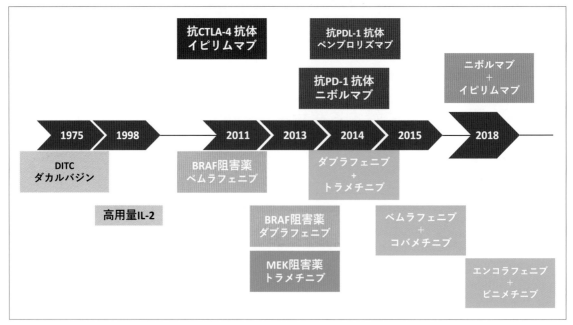

図 1. 進行期メラノーマに対する新規薬剤
DITC 単剤から始まった進行期メラノーマの治療は現在，免疫チェックポイント阻害薬，分子標的薬，
さらにその併用療法と急速に進歩している．

期的かつ急激な変革期を迎えたのであった．その後も新規薬剤は相次いで承認され，2019 年には未治療の進行期メラノーマに対し，ニボルマブとイピリムマブの併用療法の有効性が示された[2]（図1）．

以下の項目で，分子標的薬，免疫チェックポイント阻害薬のそれぞれについて解説する．

分子標的薬

分子標的薬はメラノーマ細胞内の遺伝子変異を標的とした薬剤である．メラノーマの 66% に *BRAF* 遺伝子変異があると Nature 誌に報告され[3]，600 番目のバリンがグルタミンになる BRAFV600E 変異が多いことがわかった．このほかに V600K，V600D，V600R も知られている．日本人に多い末端黒子型のメラノーマでは，BRAF 変異の出現頻度は 25～30% といわれている[4]．この BRAF 変異を標的とした分子標的薬がベムラフェニブ，ダブラフェニブ，エンコラフェニブである．さらに BRAF が恒常的に活性化すると，上流にある RAS からのシグナルが入らなくても，下流の MEK，さらには ERK が活性化する．MEK に対する分子標的薬として，トラメチニブ，ビニ

メチニブ（本邦未承認）などがある（図2）．

まず BRAF 阻害薬であるが，BRAFV600E 変異タンパクに結合し，これを特異的に阻害する分子標的薬として最初に製品化されたものがベムラフェニブである．ベムラフェニブは，従来の殺細胞性抗がん剤である DITC と比較した場合，BRAF 変異を有するメラノーマに対する第Ⅲ相試験において奏効率 48% であり，DITC 群の 5% を大きく上回った[5]．また，ほかの BRAF 阻害薬であるダブラフェニブもベムラフェニブとほぼ同等の効果を認めた[6]．このように，BRAF 阻害薬は確かに奏効率が高く切れ味がよかったものの，半年くらい経過すると耐性を生じ，効果がなくなる結果，急速に腫瘍が再燃してくる．耐性が生じるメカニズムとしては，様々なものが知られている．その1つとして BRAF より下流の部分に変異が入りシグナルが増強することであり，MEK に変異が入ることにより MEK が恒常的に活性化することなどが挙げられる[7]．そこで BRAF 阻害薬の耐性を乗り越えるために，BRAF の下流である MEK を阻害する方法が考えられた．

MEK 阻害薬として，本邦ではトラメチニブが知られており，これは MEK1，MEK2 の両者を阻

害する．トラメチニブのBRAF変異メラノーマに対する第Ⅲ相試験において奏効率22%であり，化学療法群では8%であった[8]．また，別のMEK阻害薬であるビニメチニブもNRAS変異のあるメラノーマに対する第Ⅲ相試験において奏効率15%，化学療法群で7%であり[9]，どちらのMEK阻害薬も単剤での治療効果は限定的と考えられた．

　BRAF阻害薬，MEK阻害薬それぞれ単剤での治療成績は限界があったため，現在ではBRAF阻害薬とMEK阻害薬の併用療法が開発され，BRAF変異陽性メラノーマに対する標準治療となっている．併用療法の効果に関してだが，BRAF阻害薬であるダブラフェニブとMEK阻害薬であるトラメチニブの併用療法をダブラフェニブ単剤と比較したBRAF変異陽性メラノーマに対する第Ⅲ相試験では，奏効率は併用群で64%に達したのに対し，ベムラフェニブ単剤群では51%であった[10]．本邦で最も早く導入されたのが，このダブラフェニブとトラメチニブの併用療法である．実際の臨床現場においてもこの治療法の効果発現は早く，治療効果も高い一方で，発熱を中心とする副作用が問題となった．また，現時点で最も臨床成績がよかったBRAF阻害薬とMEK阻害薬の併用療法はエンコラフェニブとビニメチニブの組み合わせであり[11]，2019年1月にはこの併用療法も承認され，今後期待される．

免疫チェックポイント阻害薬

　免疫チェックポイント分子とは，T細胞活性化を抑制するシグナルに関連する分子であり，この阻害薬を免疫チェックポイント阻害薬という．免疫チェックポイント阻害薬は現在，イピリムマブ（抗CTLA-4抗体）およびニボルマブ，ペムブロリズマブ（抗PD-1抗体）がメラノーマに対し使用可能である．

　免疫チェックポイント阻害薬として，最初に開発されたのはイピリムマブである．現在では，イピリムマブ単剤による効果は抗PD-1抗体と比べて高いとは言いがたく，副作用として様々な免疫

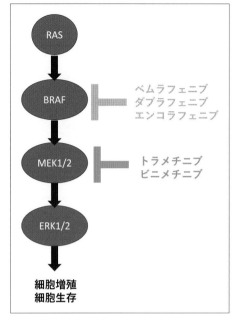

図2．分子標的薬
メラノーマではRASの下流にあるBRAF変異がしばしば認められる．BRAFが恒常的に活性化されると，上流にあるRASからのシグナルが入らなくても下流のMEK，さらにはERKが活性化する．それぞれに対する分子標的薬がメラノーマ治療に用いられる．本邦においては，ダブラフェニブとトラメチニブ，エンコラフェニブとビニメチニブが併用で用いられる．

関連有害事象(irAE：immune-related Adverse Events)の出現率も高いため，第一選択として単剤で用いられることはほとんどない．抗PD-1抗体であるニボルマブは，BRAF変異のないメラノーマに対する第Ⅲ相試験において，1年後の生存率がニボルマブ群では72.9%に対して，DITC群では42.1%にとどまった[12]．このように高い治療効果を認めたため，BRAF変異がなく，分子標的薬が使えない切除不能なメラノーマに対しては第一選択として抗PD-1抗体が用いられるようになった．続いて，免疫チェックポイント阻害薬の作用メカニズムについて記載する．

免疫チェックポイント阻害薬の作用メカニズム

　生体が癌細胞を認識し，攻撃するうえで免疫学的に2つの重要な局面が存在する．1つは腫瘍を外敵として認識するためのプライミングフェー

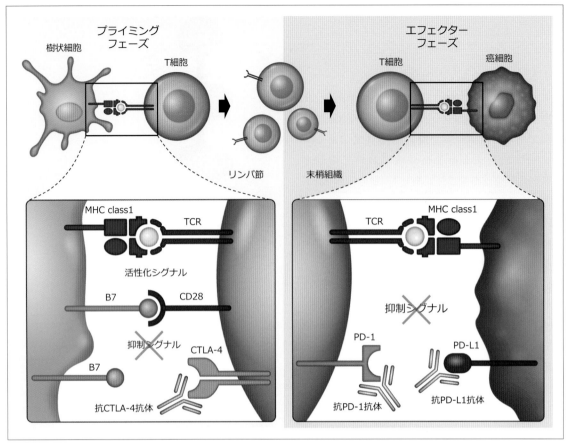

図 3-a. 免疫チェックポイント阻害薬の作用機序
T 細胞の活性化を抑制するシグナルに関連する分子を免疫チェックポイント分子といい，代表的なものが
CTLA-4 と PD-1 である．所属リンパ節において，腫瘍を外敵として認識するためのプライミングフェーズと
腫瘍局所において腫瘍を攻撃するためのエフェクターフェーズがある．プライミングフェーズで CTLA-4 か
らの負のシグナルを阻害するのが抗 CTLA-4 抗体（イピリムマブ）である．またエフェクターフェーズで癌細
胞に PD-L1 が発現している場合，細胞傷害性 T 細胞が発現する PD-1 分子が結合し，抗腫瘍効果を抑制する．
この PD-1/PD-L1 の結合を阻害するのが抗 PD-1 抗体（ニボルマブ，ペンブロリズマブ）である．

ズ，もう 1 つが腫瘍を攻撃するためのエフェク
ターフェーズである．プライミングフェーズで
は，腫瘍局所で癌抗原を取り込んだ樹状細胞は活
性化しながら所属リンパ節に遊走する．所属リン
パ節では癌抗原をナイーブ T 細胞に提示し，樹状
細胞表面の B7 分子と T 細胞表面の CD28 分子が
結合する．その後，T 細胞は活性化する．しかし，
樹状細胞表面の B7 分子が CTLA-4 分子と結合す
ると T 細胞が不活性化する．この CTLA-4 から
の負のシグナルを阻害するのが抗 CTLA-4 抗体
であるイピリムマブである．CTLA-4 分子は活性
化した T 細胞上にも発現が亢進するが，制御性 T
細胞に発現する．CTLA-4 は大部分が細胞内小胞
に局在しており，免疫学的シナプスにおける活性

化時に一時的にしか発現しないことが知られてい
る．一方エフェクターフェーズでは，細胞傷害性
T 細胞（CD8 陽性 T 細胞）が癌細胞の提示する
MHC クラス 1 分子と腫瘍抗原ペプチドを認識し
攻撃する．癌細胞に PD-L1 分子が発現している
場合，細胞傷害性 T 細胞が発現する PD-1 分子が
結合し細胞傷害性 T 細胞は抗腫瘍効果を抑制す
る．この PD-1/PD-L1 の結合を阻害するのが抗
PD-1 抗体である．
　したがって，これまでプライミングフェーズで
は抗 CTLA-4 抗体が作用し，エフェクターフェー
ズでは抗 PD-1 抗体が作用するものと考えられて
きた（図 3-a）．しかし近年，PD-1 シグナルの下流
に T 細胞共刺激分子である CD28 が同定され

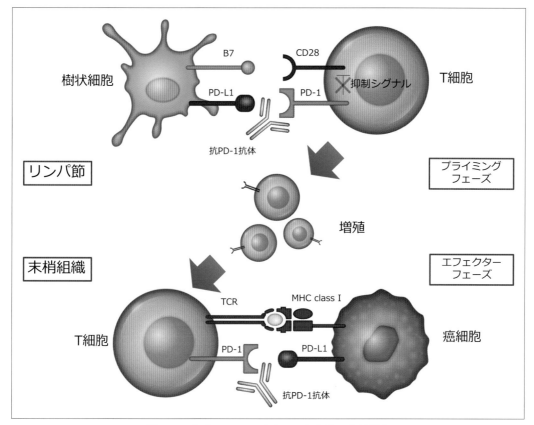

図 3-b. 免疫チェックポイント阻害薬の作用機序
　近年の報告で，抗 PD-1 抗体はエフェクターフェーズのみならずプライミングフェーズにおいても
作用する可能性が示唆された．

た[13][14]．抗 PD-1 抗体を使用した患者体内では，CD28 陽性 T 細胞が優先的に増殖していた．PD-L1 と結合した PD-1 分子は，Lck キナーゼによりリン酸化され，CD28 分子の近接へと移動する．リン酸化された PD-1 分子は Shp2 分子を誘導し CD28 を脱リン酸化することで CD28 からのシグナルを終結させ，細胞増殖を阻害する．これらの発見により，抗 PD-1 抗体はエフェクターフェーズのみならずプライミングフェーズにおいても作用する可能性が示唆された（図 3-b）．

併用療法

　2019 年に，免疫チェックポイント阻害薬併用療法の有効性を示す第Ⅲ相試験の結果が報告された[2]．具体的には，未治療の進行期転移性メラノーマ患者に対し，ニボルマブ・イピリムマブ併用療法とニボルマブ単剤療法は，イピリムマブ単剤療法と比較して，全生存期間の改善を認めた．

5 年生存率は，ニボルマブ・イピリムマブ併用療法群で 52%，ニボルマブ単剤療法群で 44%，イピリムマブ単剤療法群で 26% であった[2]．

　しかしながら，一方でグレード3〜4の有害事象が半数を超える併用療法の患者に出現することから，その使用には十分留意し，今後も症例ごとに慎重に適応を検討していく必要がある．また免疫チェックポイント阻害薬の使用に際し，特有の副作用である免疫関連有害事象への理解が不可欠であるため，以下の項目で記載する．

免疫関連有害事象
（irAE：immune-related adverse event）

　イピリムマブ，ニボルマブ，ペムブロリズマブなどの免疫チェックポイント阻害薬が引き起こす副作用は免疫関連疾患が多く，免疫関連有害事象，irAE と呼ばれる．免疫チェックポイント阻害薬が引き起こす副作用のうち，主な疾患と注意す

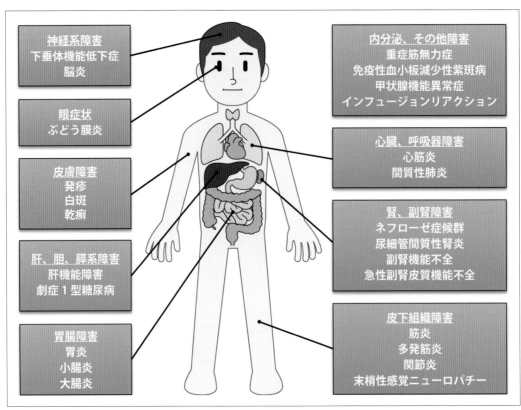

図 4. 注意すべき免疫関連有害事象
一般的な免疫関連有害事象と，頻度は低いながらも重篤になりやすく注意が必要な
免疫関連有害事象を図にまとめた．

The figure contains the following labels:

神経系障害
下垂体機能低下症
脳炎

眼症状
ぶどう膜炎

皮膚障害
発疹
白斑
乾癬

肝、胆、膵系障害
肝機能障害
劇症 1 型糖尿病

胃腸障害
胃炎
小腸炎
大腸炎

内分泌、その他障害
重症筋無力症
免疫性血小板減少性紫斑病
甲状腺機能異常症
インフュージョンリアクション

心臓、呼吸器障害
心筋炎
間質性肺炎

腎、副腎障害
ネフローゼ症候群
尿細管間質性腎炎
副腎機能不全
急性副腎皮質機能不全

皮下組織障害
筋炎
多発筋炎
関節炎
末梢性感覚ニューロパチー

べき疾患を図にまとめた（図 4）．一般的に頻度の高い副作用に，下垂体炎，甲状腺機能障害，肝炎，腸炎が挙げられる．また，症状の伴わない血液検査所見の異常も多く観察される．注意が必要で重篤な免疫関連有害事象として，重症筋無力症，心筋炎，劇症 1 型糖尿病，特発性血小板減少性紫斑病などがある．これら免疫関連有害事象の病態機序に関しては不明な点が多い．イピリムマブが引き起こす下垂体炎に関しては，下垂体そのものに CTLA-4 分子が発現し，補体を介して障害を起こすとの報告がある[15]．また我々は，ニボルマブにて特発性血小板減少性紫斑病を発症した患者では，治療前の B 細胞表面 PD-1 の発現が他のメラノーマ患者より高いことを見いだし報告した[16]．PD-1 抗体を使用後に，乾癬が誘発されることも報告されている．ADAMTSL5 は一部メラノサイトが発現する分子であり，乾癬の表皮内に浸潤した CD8 陽性 T 細胞の標的として近年同定された[17]．我々は，この ADAMTSL5 がニボルマブ誘

発性の乾癬を発症した患者のメラノーマ病変部で発現していることを発見した[18]．ADAMTSL5 特異的 T 細胞が，乾癬の病態形成に関与している可能性がある．

バイオマーカー

抗 CTLA-4 抗体および抗 PD-1 抗体は，それぞれ 10％，20～40％の奏効率を有する．薬剤費も高額であり，重篤な副作用も問題となるため，反応をあらかじめ予測するバイオマーカーの同定が必要となっている．現在のところ，3 つのバイオマーカーが広く知られている．1 つ目は，癌細胞が発現する PD-L1 である．PD-L1 の発現の有無はメラノーマの予後と相関することが報告されている[19]．抗 PD-1 抗体が作用するには，PD-1/PD-L1 による細胞傷害性 T 細胞の機能低下が必要となる．PD-L1 の発現が高いメラノーマほど抗 PD-1 抗体の反応性が高い[20]．2 つ目は，腫瘍内に浸潤している T 細胞（tumor infiltrating lymphocyte；

TIL）の数である．TIL は癌免疫において非常に重要である．抗 PD-1 抗体の 1 つであるペムブロリズマブを用いた研究によると，抗 PD-1 抗体反応症例では，治療前に腫瘍および腫瘍周辺に CD8 陽性細胞傷害性 T 細胞が多くみられ，治療とともにその数は増加する[21]．一方，抗 PD-1 抗体無効症例では治療前に CD8 陽性細胞傷害性 T 細胞が少なく，治療後にもその数に変化がない．このことから TIL が抗 PD1 抗体の治療効果に大きな影響を与えることが示唆される．最後が腫瘍組織遺伝子変異総量（mutation burden）である．抗 CTLA-4 抗体であるイピリムマブの反応例に関して，メラノーマ細胞の遺伝子変異数と相関しているとの報告がなされた[22]．多くの遺伝子変異を有するメラノーマのほうが免疫療法の反応がよいことは興味深い．これは遺伝子変異を多く持つ癌細胞が，いわゆる neoantigen と呼ばれる新規標的ペプチドを有する可能性が高いことを意味する[22]．近年，腸内細菌叢が免疫チェックポイント阻害薬の有効性に影響を与えている可能性があることがマウスの研究で報告された[23]．今後，腸内細菌叢がヒトでも同様の影響があるか研究結果が待たれる．

Th9 細胞

前述のようにバイオマーカーに関する研究は急速に進んでいる．しかしそのほとんどが腫瘍組織を用いた研究であり，末梢血中のバイオマーカー解析は十分行われていない．そこで我々は，ニボルマブを用いて治療した進行期悪性黒色腫患者46 名の治療前と 3 回目の投与終了後の 2 点で末梢血を採取し解析を行った．フローサイトメトリーを用いて，末梢血単核球（peripheral blood mono-nuclear cells；PBMC）中の CD8 陽性 T 細胞と CD4 陽性 T 細胞の分画を詳しく調べた．CD4 陽性 T 細胞は，産生するサイトカインのパターンによって細分される．IFNγ を産生する Th1，IL-4を産生する Th2，以下 Th17，Th9，Th22，について治療前後，奏効群，不応群で比較した．また CD8 陽性 T 細胞については，IFNγ＋CD8 陽性 T

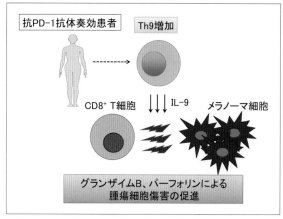

図 5．ニボルマブ投与症例における Th9 細胞
ニボルマブ投与により治療効果があった群で，投与後 3 回目の末梢血では Th9 細胞が増加していることが明らかとなった．Th9 細胞が産生する IL-9 は CD8 陽性 T 細胞の細胞傷害性を増強し，メラノーマ細胞への傷害性を高めていることを見いだした．

細胞について調べた．腫瘍免疫とかかわると考えられる IFNγ＋CD4 陽性 T 細胞や IFNγ＋CD8 陽性 T 細胞では 2 群間で有意な差は認められなかった．また，Th2，Th17，Th22 でも有意な差は認められず，唯一奏効群と不応群で差がみられたのは IL-9＋CD4 陽性 T 細胞分画，Th9 で，治療奏効群で治療後に有意に上昇していた．

以上の結果から，ニボルマブで抗腫瘍効果が認められた患者では Th9 細胞が薬理作用に関与する可能性が示唆された．その作用機序として，IL-9 が CD8 陽性 T 細胞内のグランザイム B とパーフォリンの発現を亢進し腫瘍細胞の傷害にかかわる可能性が示唆された[24]（図 5）．

HLA-A26 ハプロタイプと
抗 PD-1 抗体反応症例

末梢血を用いた解析では，Th9 細胞が抗 PD-1 抗体反応群で増加していることがわかった．しかし，この増加は抗 PD-1 抗体投与後での変化であり，治療効果を予測するバイオマーカーとしては使用できない．抗 PD-1 抗体反応例では，腫瘍局所に HLA-A が高発現しているとの報告がある[25]．そこで我々は，メラノーマ特異抗原を選択的に結合できる特定の HLA が存在すると仮定し，抗 PD-1 抗体使用例 69 検体の HLA タイピングを

行った.

　その結果, HLA-A26 保有者では抗 PD-1 抗体反応率が 42% と, HLA-A26 非保有者の反応率 17% と比較して有意に高いことを見いだした (p＝0.028, Fisher の正確確率検定)[26]. なお, 日本人の HLA-A26 保有者は 11.5% との報告もあり, 日本人以外の 1～3% よりも高い. 今後さらなるバリデーションが必要となるが, 日本人に限れば HLA-A26 が効果予測のバイオマーカーとなる可能性がある.

まとめ

　分子標的薬や免疫チェックポイント阻害薬の登場により, メラノーマの治療は大きく変化した. 現在 BRAF 変異がない場合, 免疫チェックポイント阻害薬が第一選択であり, ニボルマブとイピリムマブの併用療法も行われている. BRAF 変異がある場合, BRAF 阻害薬と MEK 阻害薬の併用療法もしくは免疫チェックポイント阻害薬が選択されるが, どちらがよいかはまだ明らかではない. 今後も, 分子標的薬と免疫チェックポイント阻害薬を中心とした併用療法の様々な組み合わせによる臨床試験が実施されており, 有効性が高く, 有害事象の出現率の低い治療法が開発されることを願っている. またそれに伴い, 我々はバイオマーカーや免疫関連有害事象など新しい課題や問題に直面している. 今後も免疫療法フロントラインとしてのメラノーマ治療の発展から目が離せないだろう.

文　献

1) Hodi FS, et al：Improved Survival with Ipilimumab in Patients with Metastatic Melanoma. *N Engl J Med*, **363**：711-723, 2010.
2) Larkin J, et al：Combined Nivolumab and Ipilimumab or Monotherapy in Untreated Melanoma. *N Engl J Med*, **373**：23-34, 2015.
3) Davies H, et al：Mutations of the BRAF gene in human cancer. *Nature*, **417**：949-954, 2002.
4) Sakaizawa K, et al：Clinical characteristics associated with BRAF, NRAS and KIT mutations in Japanese melanoma patients. *J Dermatol Sci*, **80**：33-37, 2015.
5) Chapman PB, et al：Improved Survival with Vemurafenib in Melanoma with BRAF V600E Mutation. *N Engl J Med*, **364**：2507-2516, 2011.
6) Hauschild A, et al：Dabrafenib in BRAF-mutated metastatic melanoma：A multicentre, open-label, phase 3 randomised controlled trial. *Lancet*, **380**：358-365, 2012.
7) Wagle N, et al：Dissecting therapeutic resistance to RAF inhibition in melanoma by tumor genomic profiling. *J Clin Oncol*, **29**：3085-3096, 2011.
8) Flaherty KT, et al：Improved Survival with MEK Inhibition in BRAF-Mutated Melanoma. *N Engl J Med*, **367**：107-114, 2012.
9) Dummer R, et al：Binimetinib versus dacarbazine in patients with advanced NRAS-mutant melanoma(NEMO)：a multicentre, open-label, randomised, phase 3 trial. *Lancet Oncol*, **18**：435-445, 2017.
10) Robert C, et al：Improved Overall Survival in Melanoma with Combined Dabrafenib and Trametinib. *N Engl J Med*, **372**：30-39, 2015.
11) Dummer R, et al：Encorafenib plus binimetinib versus vemurafenib or encorafenib in patients with BRAF-mutant melanoma(COLUMBUS)：a multicentre, open-label, randomised phase 3 trial. *Lancet Oncol*, **19**：603-615, 2018.
12) Robert C, et al：Nivolumab in Previously Untreated Melanoma without BRAF Mutation. *N Engl J Med*, **372**：320-330, 2015.
13) Kamphorst AO, et al：Rescue of exhausted CD8 T cells by PD-1-targeted therapies is CD28-dependent. *Science*, **355**：1423-1427, 2017.
14) Hui E, et al：T cell costimulatory receptor CD28 is a primary target for PD-1-mediated inhibition. *Science*, **355**：1428-1433, 2017.
15) Iwama S, et al：Pituitary expression of CTLA-4 mediates hypophysitis secondary to administration of CTLA-4 blocking antibody. *Sci Transl Med*, **6**：230ra45, 2014.
16) Kanameishi S, et al：Idiopathic thrombocytopenic purpura induced by nivolumab in a metastatic melanoma patient with elevated PD-1

expression on B cells. *Ann Oncol*, **27** : 546-547, 2016.

17) Arakawa A, et al : Melanocyte antigen triggers autoimmunity in human psoriasis. *J Exp Med*, **212** : 2203-2212, 2015.

18) Nonomura Y, et al : ADAMTSL5 is upregulated in melanoma tissues in patients with idiopathic psoriasis vulgaris induced by nivolumab. *J Eur Acad Dermatology Venereol*, **31** : e100-e101, 2017.

19) Hino R, et al : Tumor cell expression of programmed cell death-1 ligand 1 is a prognostic factor for malignant melanoma. *Cancer*, **116** : 1757-1766, 2010.

20) Topalian SL, et al : Safety, Activity, and Immune Correlates of Anti-PD-1 Antibody in Cancer. *N Engl J Med*, **366** : 2443-2454, 2012.

21) Tumeh PC, et al : PD-1 blockade induces responses by inhibiting adaptive immune resistance. *Nature*, **515** : 568-571, 2014.

22) Snyder A, et al : Genetic Basis for Clinical Response to CTLA-4 Blockade in Melanoma. *N Engl J Med*, **371** : 2189-2199, 2014.

23) Sivan A, et al : Commensal Bifidobacterium promotes antitumor immunity and facilitates anti-PD-L1 efficacy. *Science*, **350** : 1084-1089, 2015.

24) Nonomura Y, et al : Peripheral blood Th9 cells are a possible pharmacodynamic biomarker of nivolumab treatment efficacy in metastatic melanoma patients. *Oncoimmunology*, **5** : e1248327, 2016.

25) Inoue H, et al : Intratumoral expression levels of *PD-L1*, *GZMA*, and *HLA-A* along with oligoclonal T cell expansion associate with response to nivolumab in metastatic melanoma. *Oncoimmunology*, **5** : e1204507, 2016.

26) Ishida Y, et al : HLA-A*26 Is Correlated With Response to Nivolumab in Japanese Melanoma Patients. *J Invest Dermatol*, **137** : 2443-2444, 2017.

MB Derma, 298：62-68, 2020.

◆特集／いま基本にかえるメラノーマ診療

術後補助療法の実際

内　博史*

Key words：術後補助療法(adjuvant therapy)，インターフェロン(interferon)，抗 PD-1 抗体(anti-PD-1 antibody)，BRAF 阻害薬(BRAF inhibitor)，MEK 阻害薬(MEK inhibitor)

Abstract　開発の背景に違いはあるとはいえ，悪性黒色腫の術後補助療法として国内外で使用されてきたインターフェロンはその役割を終え，免疫チェックポイント阻害薬，BRAF/MEK 阻害薬に取って代わられたと言ってよい．また抗 PD-1 抗体（ニボルマブ）が無再発生存期間の比較で，抗 CTLA-4 抗体（イピリムマブ）を上回る効果を持つことが既に明らかにされている．本邦では抗 PD-1 抗体であるニボルマブおよびペムブロリズマブ，BRAF 阻害薬であるダブラフェニブと MEK 阻害薬であるトラメチニブの併用が術後補助療法として承認され，術後のステージⅢ症例の治療成績の向上が期待されている．悪性黒色腫の治療アルゴリズム全体が大きく刷新されつつあるなかで，センチネルリンパ節生検陽性でリンパ節郭清を省略した場合での術後補助療法の有用性，ステージⅡ症例での術後補助療法の有用性，術後補助療法後の再発の治療など，今後明らかにすべき点も多く残されている．

はじめに

　本邦では30年以上にわたり，悪性黒色腫の術後補助療法としてダカルバジン，ニムスチン，ビンクリスチン，インターフェロンβ(IFNβ)の局所投与を組み合わせた DAV-feron 療法が行われてきたが，前向きのエビデンスはなく予後の改善効果については不明のままであった[1)2)]．一方，欧米では1980 年代までにダカルバジンを含めた殺細胞性抗癌剤の術後補助療法としての有用性は否定されており[3)]，主に IFNα の全身投与の効果が検討されてきた．近年，免疫チェックポイント阻害薬，BRAF/MEK 阻害薬による術後補助療法での無作為化比較試験(RCT)の結果が相次いで報告され，メラノーマの治療に大きな変革をもたらすことが期待されている．本稿では悪性黒色腫の術後補助療法について，IFN から免疫チェックポイント阻害薬，BRAF/MEK 阻害薬に至る開発の歴史と現状，今後明らかにすべき課題について概説する．

インターフェロン(IFN)

　1954 年に小島保彦，長野泰一両博士によりウイルス感染を阻害する液性因子として報告された IFN は，その後の基礎研究により腫瘍細胞に対する直接的な増殖抑制作用や，NK 細胞の活性化を介した間接的な抗腫瘍効果も持つことが明らかにされた．1970 年代に入り，純度は1%未満と低いものの献血由来の buffy coat（主に白血球）から安定して IFN を生産する方法が確立され，少数例の報告ではあるが乳癌，卵巣癌など様々な悪性腫瘍に対する有効性が報告された．また白血球由来の IFNα のほかに，線維芽細胞から産生される IFNβ，活性化 T 細胞から産生される IFNγ が存在することが明らかにされた．さらに1979年の谷口維紹博士による IFNβ のクローニングを契機として，大量かつ高純度の遺伝子組み換え型 IFN の生産が可能となり，1980 年代にかけて様々な悪性

* Hiroshi UCHI, 〒811-1395 福岡市南区野多目3-1-1　独立行政法人国立病院機構九州がんセンター皮膚腫瘍科，医長

腫瘍に対して臨床試験が実施されたが，初期の buffy coat 由来の IFN で示された効果を再現できず，IFN が当初マスコミで喧伝されたあらゆる癌に効果がある "夢の薬" ではないことが次第に明らかになった[4]．ただし有毛細胞白血病や AIDS 関連カポジ肉腫のように，有効性が証明され現在でも IFN が標準治療の一角を占めるものもある．悪性黒色腫に対しては，欧米では non-randomized study ではあるが進行期症例に対して IFNα による多数の臨床試験が行われたが，奏効率は 10〜20％であったことから，進行期症例に対してはこれ以上の開発は行われず術後補助療法での検討に移行した．1984 年に開始された RCT である ECOG1684 試験では，完全切除後の腫瘍厚 4 mm 超または所属リンパ節転移陽性の悪性黒色腫患者に対して IFNα の最大耐量が投与された．IFNα 群の 80％で重篤な副作用（インフルエンザ様症状など）を認めたが，IFNα 群で経過観察群に比べて有意に無再発生存期間（RFS），全生存期間（OS）が延長したことから[5]，高用量 IFNα は再発リスクの高い悪性黒色腫の術後補助療法として 1995 年に米国 Food and Drug Administration（FDA）で承認された．しかしその後，様々な投与量，投与方法，投与期間による RCT が行われたが IFNα は一定の有効性を示すことができず，また前述の ECOG1684 試験におけるフォローアップ（観察期間の中央値 17.9 年）では，IFNα 群の経過観察群に対する OS の優越性は認められなくなっている[6]．一方，EORTC18991 試験では PEG-IFNα 投与群が経過観察群に比べて OS の延長効果は認めなかったものの，有意に RFS を延長した[7]．この結果により，米国 FDA は 2011 年にステージⅢ症例の術後補助療法として PEG-IFNα を承認したが，European Medicines Agency（EMA）では承認されていない．最近のシステマティックレビューでは，IFNα は対照群に比較して event-free survival，OS ともに改善するが，その差は 3％前後とわずかであるとしている[8]．以上の経緯と，後述するさらに有効性の高い薬剤の

出現により National Comprehensive Cancer Network（NCCN）ガイドラインでは，2019 年版以降は IFNα を術後補助療法のオプションに挙げていない[9]．

本邦では 1979 年から 80 年代にかけて，天然型および遺伝子組み換え型の IFNα, β, γ それぞれについて進行期悪性黒色腫に対して臨床試験が行われたが，全身投与ではほとんど効果を認めなかったことから，主に皮膚転移巣に対する局所投与での効果が検討された．IFNα, β が約 50％の症例に効果を示したのに対し IFNγ の効果がやや劣ることが報告されたが[10]，1985 年に天然型 IFNβ のみが悪性黒色腫に対して薬事承認された．一方，ダカルバジンは国内での販売開始以前である 1977 年から国立がんセンターを中心とした研究班により米国から輸入され，ニムスチン，ビンクリスチンとの併用による DAV 療法が術後補助療法としても実施されていた．IFNβ の承認とともに DAV 療法と組み合わせた DAV-feron 療法が術後補助療法として開発され，1996 年に腫瘍厚 4 mm 超または所属リンパ節転移陽性の症例において，historical control である DAV 療法に比較して DAV-feron 療法が有意に予後を改善したと報告され[2]，皮膚悪性腫瘍診療ガイドライン第 1 版にも推奨度 B〜C1 と記載された[11]．しかし，2012 年のメラノーマ全国追跡調査グループによる後ろ向き研究では DAV-feron 療法の有用性を示せず[1]，また化学療法薬による二次発癌のリスクへの懸念もあり，以降のガイドラインでは推奨されていない．IFNβ 単独での局所投与も術後補助療法として広く行われてきたが，前向きの臨床試験は存在しないため，JCOG 皮膚腫瘍グループによる完全切除後のステージⅡ，Ⅲ症例（AJCC 第 7 版）を対象とした IFNβ 局所投与群と経過観察群とによる RCT（JCOG1309 試験）が，2015 年から総研究期間 12.5 年の予定で開始されている[12]．PEG-IFNα は前述の EORTC18991 試験の結果を受けて本邦でも第Ⅰ相試験が行われ，公知申請により 2015 年からステージⅢ症例に対する術後補

助療法として使用できるようになったが，OS の延長効果がないことから，皮膚悪性腫瘍ガイドライン第3版における推奨度は2A となっている[13]．

IFN 以降

近年，免疫チェックポイント阻害薬，BRAF/MEK 阻害薬による術後補助療法のRCT の結果が相次いで公表され，本邦でもニボルマブ，ダブラフェニブ/トラメチニブ併用，ペムブロリズマブが術後補助療法として使用できるようになった．ただし，承認の根拠となったRCT で対照群と比較して有意な OS の延長効果を示したものは現時点で存在せず[14)~16)]，今後の解析結果の続報を待つ必要がある．また，これらの試験では末端黒子型および粘膜原発症例は含まれていてもごく少数であり，本邦患者に多いこれらの病型についてのエビデンスは不十分である．

これらの RCT での病期分類は AJCC 第7版が使用されているため，現行の AJCC 第8版での病期分類により術後補助療法を実施する際には注意を要する．特にステージⅢA は，第7版での pT1-4aN1-2aM0 から第8版では pT1-2a/1bN1-2aM0 に組み替えられた結果，5年生存率は78% から93% に上昇した．ステージⅢA を対象に含めた RCT（COMBI-AD，KEYNOTE-054）について，post hoc ではあるが AJCC 第7版から第8版に病期分類を組み替えた結果が公表されており[14)17)]，いずれも第7版での解析に比べハザード比が1に近づいている．また両試験ではリンパ節転移の最大径が1 mm を超えるステージⅢA 症例のみ適格としたため，1 mm を下回るさらに予後がよいと考えられる症例については術後補助療法のメリットは不明である．NCCN ガイドラインでは低リスクのⅢA 症例（原発巣に潰瘍がなく TT 2 mm 以下かつリンパ節転移の最大径が1 mm 未満）については，術後補助療法の毒性が利益を上回るかもしれないと記載されている（the toxicity of adjuvant therapy may outweigh the benefit）[18]．

センチネルリンパ節生検陽性症例に対するリンパ節郭清の意義を検証した RCT（MSLT-Ⅱおよび DeCOG-SLT）において，リンパ節郭清群と経過観察群で OS，RFS に差を認めなかったことから[19)20)]，皮膚悪性腫瘍ガイドライン第3版ではセンチネルリンパ節転移陽性例にリンパ節郭清術を実施しないことを提案する（推奨度3B）と記載された[13]．今後センチネルリンパ節生検陽性の場合に，リンパ節郭清を省略し術後補助療法を実施する症例が増加すると考えられるが，術後補助療法のRCT では，センチネルリンパ節生検陽性例は全例リンパ節郭清を施行しているため，リンパ節郭清を省略した場合の術後補助療法にはエビデンスが存在しないこと，また約20% の症例でセンチネルリンパ節以外のリンパ節に転移を認めるため，リンパ節郭清を省略した場合は正確な病期分類ができないことが問題として挙げられる．

欧米では術後補助療法での投与において，ほぼ臨床試験の適格基準に則った適応条件が付されているが，本邦の添付文書上ではステージの制限など特に条件はない．ただし PMDA の最適使用推進ガイドラインでは投与対象となる患者として，ニボルマブでは完全切除後のステージⅢb/c/Ⅳ，ペムブロリズマブでは完全切除後のステージⅢが挙げられている．また免疫チェックポイント阻害薬では内分泌系の免疫関連有害事象（irAE）などの非可逆的な副作用が起こり得るため，臨床試験で検討されていないステージの症例に使用する場合は risk-benefit を慎重に検討するべきと考える．ステージⅡB，ⅡC はステージⅢA より予後が不良であり，術後補助療法の開発が必要と考えられるが，これまでに実施された ICI および BRAF/MEK 阻害薬の RCT では，中止となったベムラフェニブとプラセボを比較した BRIM8 試験以外にはステージⅡ症例は含まれていない[21]．現在ステージⅡB，ⅡC 症例を対象とし，ペムブロリズマブとプラセボを比較する RCT（KEYNOTE-716 試験）が進行中である[22]．

術後補助療法中あるいは術後補助療法後の再発例における治療アルゴリズムも現時点では不明で

ある．術後補助療法中，術後補助療法終了後早期での再発では，切除や放射線治療の適応にならない場合は進行期治療例における二次治療と同様に，まだ使用していない薬剤のなかから最適なものを選択することになる．*BRAF*遺伝子変異陰性例ではイピリムマブ，ニボルマブ併用が第一選択になると思われるが，適応にならない症例ではイピリムマブ単剤や，bridging therapyとして殺細胞性抗癌剤も選択肢に挙げられる．術後補助療法終了後に一定の期間が経過してからの再発では，術後補助療法に使用した薬剤の再投与も選択肢に挙げられると考えられる．

1．抗CTLA-4抗体

完全切除後の皮膚原発ステージⅢ（AJCC第7版）症例に対してイピリムマブとプラセボを比較したRCT（CA184-029試験）が行われた[23]．ステージⅢAではリンパ節転移の最大径が1mmより大きい症例のみ，ⅢCではin-transit転移のない症例のみ組み入れられた．イピリムマブは導入相として10mg/kgを3週間隔で4回投与され，さらに維持相として12週間隔で最長3年間投与された．主要評価項目であるRFSは5年でイピリムマブ群40.8％，プラセボ群30.3％（ハザード比0.76），副次評価項目であるOSは5年でイピリムマブ群65.4％，プラセボ群54.4％（ハザード比0.72）と，イピリムマブ群で有意な延長を認めた．グレード3，4のirAEはイピリムマブ群で41.6％，プラセボ群で2.7％，またイピリムマブ群で5例の死亡例（大腸炎，心筋炎など）が発生した．2015年10月に米国FDAにおいて，完全切除後で1mmを超えるリンパ節転移を有する症例に対して術後補助療法として承認された．本試験の観察期間の中央値7年までのフォローアップでは，イピリムマブ群でのプラセボ群に対するRFS，OSの有意な延長効果は維持されていた[24]．イピリムマブ3mg/kg，イピリムマブ10mg/kgと高用量IFNαを比較したRCT（E1609試験）では，完全切除後の皮膚原発および原発不明のステージⅢB，ⅢC，Ⅳ（M1a, M1b）（AJCC第7版）の症例が組み

入れられた．イピリムマブ3mg/kgと高用量IFNαの比較ではOS，RFSともにイピリムマブ3mg/kgで有意に延長していたが，イピリムマブ10mg/kgと高用量IFNαの比較では有意な差は認められなかった．またイピリムマブ3mg/kgと10mg/kgで効果に差はなく，グレード3，4のirAEはイピリムマブ3mg/kgで28.5％，10mg/kgで45.7％であった[25]．後述するCheckMate-238試験で，抗PD-1抗体であるニボルマブがイピリムマブに比較して有意にRFSを延長したこと，高率に重篤なirAEを発症することから，イピリムマブは最近のNCCNガイドラインでは初回切除後の術後補助療法のオプションには既に挙げられておらず，抗PD-1抗体既使用例における再発病巣の完全切除後など，限られた条件での有用性のみ言及されている[18]．

2．抗PD-1抗体

完全切除後の皮膚および粘膜原発ステージⅢB，ⅢC，Ⅳ（AJCC第7版）症例に対してニボルマブとイピリムマブを比較したRCT（CheckMate-238試験）が実施された[15]．ニボルマブは3mg/kgを2週間隔で，イピリムマブは10mg/kgを3週間隔で4回，その後は12週間隔でそれぞれ最長1年間投与された．主要評価項目であるRFSは1年でニボルマブ群70.5％，イピリムマブ群60.8％（ハザード比0.65）と，ニボルマブ群で有意な延長を認めた．サブグループ解析では，腫瘍細胞のPD-L1陽性率5％未満の群におけるニボルマブのイピリムマブに対するRFSのハザード比0.71に対し，5％以上ではハザード比0.50と，PD-L1の発現が高い群でニボルマブの有効性が高い傾向があった．ニボルマブ群の9.7％，イピリムマブ群の42.6％が副作用のため試験を中止し，グレード3，4の治療関連有害事象はニボルマブ群の14.4％，イピリムマブ群の45.9％に認められた．またイピリムマブ群で2例の死亡例が発生した．2017年12月に米国FDA，2018年5月にEMAにおいて，リンパ節転移あるいは遠隔転移を有する症例で完全切除後の術後補助療法として承認され

た．本邦からも同試験に参加し，日本人症例においても全体の解析と同程度の成績であることが示されており[26]，本邦でも2018年8月に術後補助療法として承認された．CheckMate-915試験では完全切除後のステージⅢB/C/D，Ⅳ（AJCC第8版）症例に対してニボルマブ，イピリムマブ併用とニボルマブ単独との比較が行われた[27]．併用群ではニボルマブ240 mg/bodyを2週間隔およびイピリムマブ1 mg/kgを6週間隔で，ニボルマブ単独群では480 mg/bodyを4週間隔でそれぞれ1年間投与され，主要評価項目の1つであるPD-L1<1%群でのRFSについて両群に差がないと報告された．現在intention-to-treat群での検討が続いている．

完全切除後の皮膚原発および原発不明ステージⅢ（AJCC第7版）症例に対してペムブロリズマブとプラセボを比較したRCT（KEYNOTE-054試験）が実施された[16]．ステージⅢAではリンパ節転移の最大径が1 mmより大きい症例のみ，ⅢCではin-transit転移のない症例のみ組み入れられ，ペムブロリズマブ200 mg/bodyを3週間隔で最大18回投与された．観察期間の中央値15.1か月で主要評価項目であるRFSは，1年でペムブロリズマブ群75.4%，プラセボ群61.0%（ハザード比0.57）と，ペムブロリズマブ群で有意な延長を認めた．サブグループ解析では腫瘍細胞のPD-L1発現の有無にかかわらずペムブロリズマブ群で有意なRFSの延長を認めた．グレード3以上の治療関連有害事象はニボルマブ群の14.7%，プラセボ群の3.4%に認められた．ペムブロリズマブ群で1例の死亡例（筋炎）が発生した．2019年2月に米国FDA，2018年12月にEMAにおいて，リンパ節転移を有する症例で完全切除後の術後補助療法として承認された．本邦でも2018年12月に術後補助療法として承認された．観察期間の中央値15か月においてペムブロリズマブ群の37.3%にirAEが発生したが，プラセボ群に対するRFSのハザード比の比較ではirAE非発生群に比べてirAE発生群で有意に低く（0.62 vs 0.37），ペムブ

ロリズマブの効果とirAE発生に正の相関があると考えられた[28]．

3．BRAF/MEK阻害薬

完全切除後のBRAF V600変異陽性皮膚原発ステージⅡC〜ⅢC（AJCC第7版）症例に対して，ベムラフェニブとプラセボを比較したRCT（BRIM8試験）が行われた[21]．ステージⅢAではリンパ節転移の最大径が1 mmより大きい症例のみ組み入れられた．ステージⅡC〜ⅢBをコホート1，ステージⅢCをコホート2とし，ベムラフェニブ960 mg/dayが最長52週間投与された．主要評価項目であるdisease free survival（DFS）は，コホート1では2年でベムラフェニブ群72.3%，プラセボ群56.5%とベムラフェニブ群で有意な延長を認めたものの，コホート2ではベムラフェニブ群46.3%，プラセボ群47.5%と差を認めなかったため試験は中止となった．同試験において，腫瘍に浸潤するCD8陽性T細胞およびPD-L1陽性免疫細胞とDFSとの相関がretrospectiveに解析され，プラセボ群ではCD8陽性T細胞が多いほど，またPD-L1陽性免疫細胞が多いほどDFSが延長していたが，ベムラフェニブによる効果はCD8陽性T細胞が少ない群，およびPD-L1陽性率が低い群でより顕著であり，免疫反応が起きにくく予後不良と考えられる症例におけるBRAF阻害薬の術後補助療法での有用性が示唆された[29]．本試験は中止となったが，BRAF遺伝子変異症例における術後補助療法で抗PD-1抗体，BRAF/MEK阻害薬のいずれかを選択する際に参考となる所見かもしれない．

COMBI-AD試験では，完全切除後のBRAF V600EまたはV600K変異陽性皮膚原発メラノーマステージⅢ（AJCC第7版）症例に対して，ダブラフェニブ/トラメチニブ併用とプラセボとの比較が行われた[14]．ステージⅢAではリンパ節転移の最大径が1 mmより大きい症例のみ組み入れられ，ダブラフェニブ300 mg/day，トラメチニブ2 mg/dayが最長1年間投与された．主要評価項目であるRFSは，3年で併用群58%，プラセボ群

39%（ハザード比 0.47, p＜0.001）と，併用群で有意な延長を認めた．副次評価項目である OS は，3 年で併用群 86%，プラセボ群 77%（ハザード比 0.53, p＝0.0006）であったが，事前に設定した p 値を下回ることができなかった．グレード 3, 4 の有害事象は併用群の 41%（発熱，倦怠感など），プラセボ群の 14% に認められた．2018 年 4 月に米国 FDA，2018 年 8 月に EMA において，リンパ節転移を有する症例で完全切除後の術後補助療法として承認された．本邦でも 2018 年 7 月に術後補助療法として承認された．

おわりに

2014 年 9 月のニボルマブを嚆矢として，多くの薬剤が根治切除不能なメラノーマの治療に用いられるようになったが，完全寛解に至る例はごく一部にとどまる．再発・転移のリスクの高い患者に術後補助療法を適切に施行することで，メラノーマ全体の治療成績の向上が期待される．第 2 相試験の段階ではあるが，抗 PD-1 抗体，BRAF/MEK 阻害薬併用，イピリムマブ/ニボルマブ併用など，様々な条件での術前化学療法も検討されており，有望な結果が次々に報告されている．今後の実臨床への展開が期待される．

文 献

1) 藤澤康弘，大塚藤男：術後補助療法（DAVFeron, フェロン療法，フェロン維持療法）は悪性黒色腫ステージⅡ・Ⅲ患者の予後を改善するか：831 例の解析．日皮会誌，**122**：2305-2311, 2012.

2) 山本明史：フェロン・DAV 併用療法の基礎と臨床．*Skin Cancer*, **11**：358-366, 1996.

3) Veronesi U, Adamus J, Aubert C, et al：A randomized trial of adjuvant chemotherapy and immunotherapy in cutaneous melanoma. *N Engl J Med*, **307**：913-916, 1982.

4) Goldstein D, Laszlo J：Interferon therapy in cancer：from imaginon to interferon. *Cancer Res*, **46**：4315-4329, 1986.

5) Kirkwood JM, Strawderman MH, Ernstoff MS, et al：Interferon alfa-2b adjuvant therapy of high-risk resected cutaneous melanoma：the Eastern Cooperative Oncology Group Trial EST 1684. *J Clin Oncol*, **14**：7-17, 1996.

6) Najjar YG, Puligandla M, Lee SJ, et al：An updated analysis of 4 randomized ECOG trials of high-dose interferon in the adjuvant treatment of melanoma. *Cancer*, **125**：3013-3024, 2019.

7) Eggermont AM, Suciu S, Testori A, et al：Long-term results of the randomized phase Ⅲ trial EORTC 18991 of adjuvant therapy with pegylated interferon alfa-2b versus observation in resected stage Ⅲ melanoma. *J Clin Oncol*, **30**：3810-3818, 2012.

8) Ives NJ, Suciu S, Eggermont AMM, et al：Adjuvant interferon-α for the treatment of high-risk melanoma：An individual patient data meta-analysis. *Eur J Cancer*, **82**：171-183, 2017.

9) NCCN Clinical Practice Guidelines in Oncology：Melanoma, Version 1.2019 ed, National Comprehensive Cancer Network Inc, 2018.

10) 石原和之：Human Fibroblast Interferon の皮膚悪性腫瘍に対する臨床的研究．日癌治療会誌，**18**：41-53, 1983.

11) 斎田俊明，真鍋 求，竹之内辰也ほか：皮膚悪性腫瘍診療ガイドライン．日皮会誌，**117**：1855-1925, 2007.

12) Namikawa K, Tsutsumida A, Mizutani T, et al：Randomized phase Ⅲ trial of adjuvant therapy with locoregional interferon beta versus surgery alone in stage Ⅱ/Ⅲ cutaneous melanoma：Japan Clinical Oncology Group Study（JCOG1309, J-FERON）. *Jpn J Clin Oncol*, **47**：664-667, 2017.

13) 中村泰大，浅井 純，井垣 浩ほか：皮膚悪性腫瘍ガイドライン第 3 版：メラノーマ診療ガイドライン 2019．日皮会誌，**129**：1759-1843, 2019.

14) Long GV, Hauschild A, Santinami M, et al：Adjuvant Dabrafenib plus Trametinib in Stage Ⅲ BRAF-Mutated Melanoma. *N Engl J Med*, **377**：1813-1823, 2017.

15) Weber J, Mandala M, Del Vecchio M, et al：Adjuvant Nivolumab versus Ipilimumab in Resected Stage Ⅲ or Ⅳ Melanoma. *N Engl J Med*, **377**：1824-1835, 2017.

16) Eggermont AMM, Blank CU, Mandala M, et al：Adjuvant Pembrolizumab versus Placebo in Resected Stage Ⅲ Melanoma. *N Engl J Med*,

378：1789-1801, 2018.

17）Eggermont AMM, Blank CU, Mandala M, et al：Prognostic and predictive value of AJCC-8 staging in the phase Ⅲ EORTC1325/KEYNOTE-054 trial of pembrolizumab vs placebo in resected high-risk stage Ⅲ melanoma. *Eur J Cancer*, **116**：148-157, 2019.

18）NCCN Clinical Practice Guidelines in Oncology：Melanoma, Version 1.2020 ed, National Comprehensive Cancer Network Inc, 2019.

19）Leiter U, Stadler R, Mauch C, et al：Complete lymph node dissection versus no dissection in patients with sentinel lymph node biopsy positive melanoma（DeCOG-SLT）：a multicentre, randomised, phase 3 trial. *Lancet Oncol*, **17**：757-767, 2016.

20）Faries MB, Thompson JF, Cochran AJ, et al：Completion Dissection or Observation for Sentinel-Node Metastasis in Melanoma. *N Engl J Med*, **376**：2211-2222, 2017.

21）Maio M, Lewis K, Demidov L, et al：Adjuvant vemurafenib in resected, BRAF^{V600} mutation-positive melanoma（BRIM8）：a randomised, double-blind, placebo-controlled, multicentre, phase 3 trial. *Lancet Oncol*, **19**：510-520, 2018.

22）Luke JJ, Ascierto PA, Carlino MS, et al：KEYNOTE-716：Phase Ⅲ study of adjuvant pembrolizumab versus placebo in resected high-risk stage Ⅱ melanoma. *Future Oncol*, **16**：4429-4438, 2020.

23）Eggermont AM, Chiarion-Sileni V, Grob JJ, et al：Prolonged Survival in Stage Ⅲ Melanoma with Ipilimumab Adjuvant Therapy. *N Engl J Med*, **375**：1845-1855, 2016.

24）Eggermont AMM, Chiarion-Sileni V, Grob JJ, et al：Adjuvant ipilimumab versus placebo after complete resection of stage Ⅲ melanoma：long-term follow-up results of the European Organisation for Research and Treatment of Cancer 18071 double-blind phase 3 randomised trial. *Eur J Cancer*, **119**：1-10, 2019.

25）Tarhini AA, Lee SJ, Hodi FS, et al：Phase Ⅲ Study of Adjuvant Ipilimumab（3 or 10 mg/kg）Versus High-Dose Interferon Alfa-2b for Resected High-Risk Melanoma：North American Intergroup E1609. *J Clin Oncol*, doi：10.1200/JCO.19.01381, 2019.

26）Yokota K, Uchi H, Uhara H, et al：Adjuvant therapy with nivolumab versus ipilimumab after complete resection of stage Ⅲ/Ⅳ melanoma：Japanese subgroup analysis from the phase 3 CheckMate 238 study. *J Dermatol*, **46**：1197-1201, 2019.

27）https://news.bms.com/press-release/corporatefinancial-news/bristol-myers-squibb-announces-update-checkmate-915-opdivo-niv.（最終アクセス：2020年5月8日）

28）Eggermont AMM, Kicinski M, Blank CU, et al：Association Between Immune-Related Adverse Events and Recurrence-Free Survival Among Patients With Stage Ⅲ Melanoma Randomized to Receive Pembrolizumab or Placebo：A Secondary Analysis of a Randomized Clinical Trial. *JAMA Oncol*, doi：10.1001/jamaoncol.2019.5570, 2020.

29）Ascierto PA, Lewis KD, Di Giacomo AM, et al：Prognostic impact of baseline tumour immune infiltrate on disease-free survival in patients with completely resected, BRAFv600 mutation-positive melanoma receiving adjuvant vemurafenib. *Ann Oncol*, **31**：153-159, 2020.

MB Derma, 298：69-76, 2020.

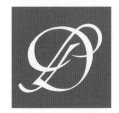

◆特集／いま基本にかえるメラノーマ診療
放射線治療の有効性

中野英司*

Key words：放射線治療（radiation therapy），根治的放射線治療（definitive radiation therapy），術後補助放射線治療（adjuvant radiation therapy），緩和的放射線治療（palliative radiation therapy），近赤外線免疫療法（near-infrared photoimmunotherapy），ホウ素中性子補捉療法（boron neutron capture therapy）

Abstract メラノーマの治療戦略は薬物療法の発展とともに大きく様変わりしてきている．放射線抵抗性と考えられてきたメラノーマだが，照射方法や照射機器の発展とともに放射線治療もその役割が変化してきた．周囲組織への影響を抑え腫瘍のみに高線量を照射できるようになっており，特に粘膜メラノーマやぶどう膜メラノーマにおいて，根治的放射線治療が第一選択とされることが増えてきている．また術後補助放射線治療の有効性や，転移病巣に対する緩和的放射線治療の有効性についても検証が進んでいる．臨床上で問題となる全身薬物療法と放射線治療との併用については，いまだ十分なデータはないものの免疫チェックポイント阻害薬については毒性の増強はみられておらず，現在進行中の臨床試験によって検証が進むと思われる．また，光免疫療法などの新規治療の開発も進んでおり今後の臨床応用への期待が高まっている．

近年，全身薬物治療の発展に伴いメラノーマに対する治療戦略は大きく変化した．従来メラノーマは放射線感受性に乏しいと考えられ，放射線治療は症状緩和を主目的にしたものが多かったが，新規治療の発展，臨床研究の結果や照射方法，照射装置の開発，進歩によって放射線治療の位置づけも変化してきている．National Comprehensive Cancer Network（NCCN）のガイドラインをとっても，以前は原発巣やリンパ節郭清後の術後照射，転移巣に対する緩和照射について簡単に触れられる程度であったが，最新のガイドライン（2020年version 1）[1]では照射機器や照射法に始まり，原発巣，リンパ領域病変の根治的放射線治療，術後補助放射線治療，緩和的放射線治療，脳転移に対する定位放射線療法（stereotactic radio surgery；SRS/stereotactic radiation therapy；SRT）ならびに全脳照射（whole brain radiation ther-

apy；WBRT），その他の転移に対する緩和照射，SRS/SRT，さらに全身療法中の放射線治療の併用について，などと多岐にわたっている．そのなかでも日常診療で使用する機会が比較的多いと思われる根治的放射線治療，術後補助放射線治療，緩和的放射線治療，あるいはしばしば問題となる全身療法中の放射線治療について概説するとともに，今後臨床応用が期待される特殊な治療法についても触れておきたい．

根治的放射線治療

1．皮膚メラノーマ（主に悪性黒子型メラノーマ）

皮膚メラノーマの原発巣には拡大切除が根治的治療の原則だが，合併症やその他の要因で手術不能な場合は放射線治療が選択されることがある．特殊な条件下であるため標準治療である拡大切除との前向き比較試験は存在しないが，いくつかの後ろ向き試験の報告がある．大規模なものでは，悪性黒子あるいは早期の悪性黒子型メラノーマ

* Eiji NAKANO, 〒650-0017 神戸市中央区楠町7-5-1 神戸大学医学部皮膚科学教室，助教

593例に対して超軟X線の有効性と安全性を検証した報告[2]がある。一次治療として放射線治療を行った350例，一部切除した後に放射線治療を行った71例，根治切除後に放射線治療を行った172例において，病変の完全消退率はそれぞれ83%，90%，97%であり，全患者の2%に重度の急性放射線皮膚炎を生じたものの忍容性にも優れていると報告されている。悪性黒子や悪性黒子型のメラノーマを中心に同様の報告はあるが，放射線の種類や線量などが一定しておらず，放射線治療の最適なプロトコールは不明である。また，ほかのタイプや浸潤性のメラノーマに対する根治的な放射線治療の報告は少なく，やはり原発巣に対する放射線治療の役割は限定的といえる。

2. 粘膜メラノーマ

粘膜メラノーマは皮膚に比べて稀ではあるが，本邦では欧米諸国よりも高い頻度でみられる。粘膜メラノーマの多くは頭頸部領域であり，第一選択が手術であることは皮膚と同様であるが，通常進行性で切除後も再発や転移をきたす症例が多い。また，切除不能例や局所進行例では放射線治療が選択されることがある。切除不能病巣に対する放射線治療については前向き試験では検証されておらず，後ろ向きに検討された報告が中心である。本邦からの報告において，根治照射単独21例と手術後に肉眼的残存のある10例，計31例の頭頸部粘膜メラノーマに対する放射線治療の検討[3]では，通常の体外照射あるいは組織内照射で32～64 Gy（中央値50 Gy）照射し完全奏効29%，部分奏効58%，局所再発率は41.9%としている。照射技術の発達に伴い，実臨床では強度変調放射線治療（intensity modulated radiation therapy；IMRT）も選択されることがあるが，IMRTに限定した報告は少数の症例報告が中心で大規模な報告は乏しい。また，近年では重粒子線や陽子線などの粒子線治療も選択肢となりうる。重粒子線は炭素イオンを，陽子線では水素原子核（陽子）を加速させて照射する放射線治療である。重粒子や陽子は通常の放射線とは異なりブラッグ・ピークと呼

ばれる特徴的な線量分布を示すため，がん病巣に効率よく線量を集めながら，周囲の正常組織への線量を抑えることができる。また，重粒子は生物学的効果が陽子線よりも高いとされ，理論上は放射線抵抗性を示すがんにも有効性が高いと考えられている。本邦からの頭頸部粘膜メラノーマ260例に対する重粒子線治療の後ろ向き研究[4]では，中央値57.6 Gy RBE/16 frの照射，中央値22か月のフォローで局所制御率は2年で83.9%，5年で72.3%と報告されている。陽子線治療は頭頸部粘膜メラノーマ32例を対象とした前向き単群の第2相試験の報告[5]があり，60 GyE/15 fr照射し，中央値36.2か月のフォローアップで1年局所制御率75.8%，3年全生存率46.1%，3年無進行生存率36.4%とされている。また，重粒子線治療と陽子線治療の比較をした後ろ向き試験の報告[6]もあり，頭頸部粘膜メラノーマ33例に陽子線治療を，29例に重粒子線治療を行い，2年局所制御率が陽子線治療で71%，重粒子線治療で59%，2年全生存率もそれぞれ44%，62%と有意差はなかった。皮膚メラノーマに関しては陽子線・重粒子線治療ともに保険適用はなく，またその特性から治療適用とはなりにくいが，頭頸部腫瘍（口腔・咽喉頭の扁平上皮癌を除く）は保険適用となっており，実施可能な施設は制限されるが粘膜メラノーマの治療の選択肢として考慮される。

3. ぶどう膜メラノーマ

ぶどう膜メラノーマは病変の大きさや厚さによって治療選択が異なるが，摘出術以外の選択肢として放射線治療が第一選択となることも多い。放射線治療の方法としては小線源照射，陽子線治療，SRS/SRTなどがあり，いずれの方法も優れた局所制御率が報告されている。陽子線治療では50～70 GyE照射し，5年局所制御率90%以上，5年全生存率70～85%，5年眼摘出術施行率7～10%と効果，有害事象ともに優れているという報告[7]がある一方で，照射方法の直接比較試験はなく，メタアナリシスでも照射方法での優劣はつけられなかったとされている。皮膚科がぶどう膜メラ

ノーマの初期治療を行うことは少ないと考えられるが，眼科や放射線科と連携し治療方針を検討していくうえで，放射線治療についても知識を得ておく必要がある．

術後補助放射線療法

1．原発巣への術後補助放射線療法

原発巣切除後の術後補助放射線療法も日常診療のなかで頻度が高いものではないが，一部の条件下において有効性が報告されている．Desmoplastic melanoma（線維形成性メラノーマ）は頭頸部に好発し真皮内に線維化を伴いながら増殖する特殊なメラノーマで，しばしば末梢神経に沿った浸潤を認める（neurotropism）ため，切除時に取り残すことがあり局所再発をきたしやすい．Desmoplastic melanoma 480 例を含む neurotropism を認めるメラノーマ 671 例と neurotropism のないメラノーマ 718 例を比較した報告[8]では，neurotropism を認めたメラノーマ 82 例が術後補助放射線療法（中央値 48 Gy/20 fr 以上）を受け，遠隔転移，全生存，メラノーマ特異的生存では有意差がないものの，局所再発については有意に減少させた．同様の報告もみられており，neurotropism を認めるメラノーマに対しては術後補助放射線療法で局所再発率を低下させられると思われる．現在，頭頸部の neurotropism を示すメラノーマ切除後の術後補助放射線療法についてはランダム化比較試験が進行中であり，その効果について検証されている．神経浸潤を認める場合や局所再発が危惧されるような症例では術後補助放射線療法も考慮される．

2．リンパ節郭清後の術後補助放射線療法

リンパ節郭清後の術後補助放射線療法については，これまでにいくつかの後ろ向き研究の報告がある．大規模なものでは 615 例の高リスク（リンパ領域ごとのリンパ節サイズ，転移個数や節外浸潤）患者に対してリンパ節郭清後の放射線治療について検討されており[9]，5 年間のフォローアップでリンパ領域再発率は手術単独で 41％，術後補助

放射線療法群では 10％と有意に領域再発を減少させた．有害事象としてはリンパ浮腫が有意に増加したと報告されている．この報告では疾患特異的生存率にも差があったとされているが，ほかの報告では局所領域制御率については有意に改善させるものの，メラノーマ特異的生存や無遠隔転移生存については差がなかったとする報告が多い．前向きランダム化比較試験は一報のみ[10]で，リンパ節腫大がある再発高リスク患者を対象に，リンパ節郭清後に 48 Gy/20 fr の術後補助放射線療法を行う群と経過観察群をリンパ領域再発について比較，検討している．中央値 73 か月のフォローアップで放射線治療群 109 例中 23 例（21％）にリンパ領域再発を認めたが，経過観察群では 108 例中 39 例（36％）であり，術後補助放射線療法によってリンパ領域再発は有意に減少した．しかし，この試験においても両群間で全生存率や無再発生存率に差はなく，放射線治療群では下肢の浮腫が有意に増加していた．現在はセンチネルリンパ節生検後にリンパ節郭清が省略されることも増えてきている．また，リンパ節郭清後の術後補助療法として，免疫チェックポイント阻害薬，分子標的薬が標準治療となっており，これら薬物療法と放射線治療の比較，あるいは併用についての効果や有害事象は検証されていない．一方，薬物療法では無再発生存や全生存，疾患特異的生存の有意な改善が報告されているため，日常診療においては術後補助療法として薬物療法が基本的に選択される．しかし，併存疾患や患者希望などの要因から薬物療法が使用できない患者や，リンパ節転移のサイズが大きい，個数が多い，節外浸潤がある，断端陽性である，などのリンパ領域再発のリスクが高いと考えられる患者には，局所制御を目的とした術後放射線治療も 1 つの選択肢である．

緩和的放射線療法

メラノーマは放射線抵抗性ではあるが，症候性遠隔転移に対する放射線治療は症状緩和に有効である場合が多い．一回照射量や総線量，分割回数

などは報告によって様々であるが，一回線量を高くしたほうが治療効果は高いと考えられてきた．しかし，1回2 Gyの通常分割と比較して臨床的効果が高いのかどうかは定まっておらず，また遅発性有害事象への懸念から通常分割照射法で治療されることもある．

1．皮膚・リンパ節転移に対する緩和的放射線療法

皮膚転移やリンパ節転移は臓器転移と比較すると予後はよいが，進行すると疼痛や出血，周囲臓器の圧迫症状などをきたす．外科的切除が第一選択となることが多いが，転移部位，大きさや個数，ほかの転移の状況，併用治療や患者の状態など，様々な要因から切除以外の治療選択肢が選ばれることもある．放射線治療もその1つであり，症状緩和や局所制御における有効性が認められている．ランダム化比較試験として，32 Gy/4 frあるいは50 Gy/25 frを照射し，それぞれ奏効率は60％，58％，完全奏効率は24.2％，23.4％で，有害事象は32 Gy/4 fr照射群で皮膚障害がやや多かったと報告[11]されている．照射量やスケジュールは報告や施設間によって，また個々の転移の状況によっても異なるが，手術が適応とならない皮膚やリンパ節転移に対して放射線治療は有用な選択肢の1つとなりうる．

2．骨転移に対する緩和的放射線療法

骨転移による疼痛症状の緩和においても放射線治療は有効である．照射方法としては8 Gyの単回照射や30 Gy/10 fr，20 Gy/5 frなどの報告があるが，いずれの方法でも同程度の症状緩和が得られるとされている．様々ながん種を含んだシステマティックレビュー[12]では，8 Gyの単回照射で疼痛に対して奏効が得られたのは60％，完全緩解を22％で得られたと報告されている．骨転移による疼痛がある症例や病的骨折が懸念されるような症例については積極的に放射線治療を検討すべきである．

3．臓器転移に対する緩和的放射線療法

中枢神経系以外の臓器転移にも症状緩和を目的とした放射線治療の有効性は以前より報告されており，肺，肝臓，腹部，骨盤内などへの照射によって腫瘍の縮小が得られている．症例数は少ないものの，1回照射量が4 Gyより多いほうがより効果が高かった（奏効率82％ vs 44％）とする報告[13]がある．また近年ではstereotactic body radiation therapy（SBRT）として少数の臓器転移に対し，より高線量の放射線治療を行うことによって従来の放射線治療よりも長期持続する局所制御や病状の進行を抑制する可能性も報告されている．後ろ向き研究において，SBRTは従来の放射線治療を比較し，より高線量が照射されており（50 Gy vs 30 Gy），1年の局所再発率，領域再発率，遠隔転移率ともに有意に改善し，全生存においても有意差があったとされている[14]．実臨床においても，免疫チェックポイント阻害薬などの治療により縮小する病変と増大する病変がみられるときや，効果が乏しい病変に対しては放射線治療を追加することが治療選択の1つとなる．

4．脳転移に対する緩和的放射線療法

脳転移は頭痛や嘔気，嘔吐，痙攣，麻痺といった症状から診断されることと，定期的なフォローアップの画像で発見，診断されることがある．転移病変の数や大きさによって手術治療あるいは放射線治療が選択される．放射線治療では施設によっても異なるが，一般に少数で比較的小さい病変に対してはSRS/SRTが，数が多い場合やSRS/SRTの適応とならない場合にWBRTが選択される．治療対象が異なるためSRS/SRTとWBRTを比較した前向き試験はなく，最適な放射線治療についてはまだ不明であるが，全身療法の進歩によって脳転移をきたしても長期生存が望める場合があることやWBRTによって認知機能の低下などの有害事象が指摘されていることなどからSRS/SRTを選択する機会は増えている．SRS/SRTについては，1年の局所制御率は72〜100％とされ，多発病変や2 cmより大きいものでは局所制御率が劣るとされる．SRS/SRTでは小型の病変では15〜24 Gy/1 fr，大型の病変では24〜27

Gy/3 fr や 25～35 Gy/5 fr，WBRT では 30 Gy/10 fr あるいは 37.5 Gy/15 fr などの報告がある．

　脳転移に対する手術や SRS/SRT などの局所治療後に補助療法として WBRT を追加することで，再発率や局所制御率を改善することが試みられてきた．様々ながん種が含まれたランダム化比較試験や少数のメラノーマ患者を対象にした前向き試験では，頭蓋内病変の進行を抑制した，死亡率を低下させたというものもあれば，全生存には寄与しなかったというものもあり，WBRT を追加する意義については不明であった．昨年，1～3 個の脳転移病変の局所治療後に，WBRT 照射群と経過観察群のランダム化比較第 3 相試験の結果が報告[15]され，12 か月後における新規脳転移病変，生存，performance status といった観点において両群間に有意差は認めなかった．脳転移に関しては薬物療法の有用性も証明されてきており，転移の個数や大きさ，症状の有無，そのほかの患者の転移の状況や施設ごとの方針によっても異なるが，局所制御が可能であれば手術や SRS/SRT などの局所治療が治療効果や有害事象の点からも選択されることが多い．しかしながら，転移数が多い，髄膜播種がみられるなどの状況によって WBRT を選択せざるを得ないこともあり，患者や放射線科と相談しつつ治療方針を検討する必要がある．

全身療法中の放射線治療

　免疫チェックポイント阻害薬や分子標的薬による薬物療法中に放射線治療が必要となることはしばしば経験される．薬物療法中に縮小していた病変が再増大してきた，あるいはもともと効果が乏しい病変がある，骨転移による疼痛が悪化した，脳転移が出現した，または治療開始時に脳転移がある，など様々な状況が考えられる．その際に問題となるのが，放射線と各種薬剤との相互作用である．ほかのがん種において血管新生阻害薬と放射線の併用で出血や消化管穿孔などの重篤な有害事象が報告されており，放射線と薬剤との併用で有害事象が増強される可能性がある．一方で，以

前より様々ながん種において薬物療法と放射線療法の併用は化学放射線療法と呼ばれ，局所効果や生存を向上させる報告も多い．メラノーマにおける免疫チェックポイント阻害薬，分子標的薬である BRAF/MEK 阻害薬と放射線療法との併用についてはいまだ十分なデータがあるとは言えないが，既報告について触れておきたい．

1．分子標的薬（BRAF/MEK 阻害薬）

　BRAF 阻害薬であるベムラフェニブやダブラフェニブは放射線の増感作用があると報告されており，有害事象も増強される可能性がある．BRAF 阻害薬と放射線治療の併用により臓器障害が増強されたという症例報告や，後ろ向きの 70 例の検討[16]では 57％に早期あるいは晩期毒性を認めたとされている．一方で，SRS と BRAF 阻害薬との併用で特に毒性の増強はみられなかったとする報告もある．また，BRAF 阻害薬と MEK 阻害薬の併用療法と放射線療法についての報告はほとんどない．NCCN のガイドラインでは通常の分割照射であれば前後 3 日以上，SRS では前後 1 日以上の休薬を検討すべきとしている．日常診療では BRAF 阻害薬を単独で使用することは少なく，MEK 阻害薬と併用して使用する機会がほとんどであり，報告は少ないため最適な休薬期間については不明だが，上記の期間に準じた休薬をすべきであろう．

2．免疫チェックポイント阻害薬

　放射線治療は局所の炎症を惹起する．免疫賦活効果，腫瘍崩壊によるネオ抗原など，免疫チェックポイント阻害薬との併用で治療効果を改善させることを期待されている．また，照射野と同様に照射野外の病変も反応して同時に縮小するアブスコパル効果も報告されており，併用療法についての研究が進んでいる．後ろ向き試験では免疫チェックポイント阻害薬と放射線の併用あるいは短期間での逐次治療において，有害事象が有意に増加することはなかった[17]．臨床効果については奏効率，生存ともに併用による有意な改善はなかったとする報告と，有意に改善されたという報

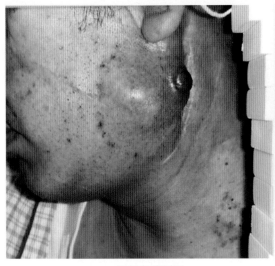 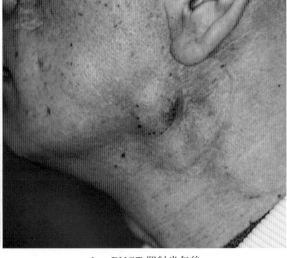

a．BNCT 照射時　　　　　　　　　　　　　　　　b．BNCT 照射半年後

図 1. 症例：57 歳，男性
左頬メラノーマ術後，多発皮膚転移，左頸部，耳下腺リンパ節転移．根治切除不能で，
当時は有効な薬剤もなく BNCT を選択した．

告がある．小規模の前向き観察研究でも有害事象の増加や予期せぬ有害事象などはみられなかった．今のところ免疫チェックポイント阻害薬と放射線の併用によって有害事象が増加するといった明らかなデータはない．しかしながら，併用することでの臨床的な効果およびアブスコパル効果については現在も進行中の前向き試験の結果を待つとともに，有害事象についてもさらなる検証がなされるべきである．

特殊な放射線治療

1．近赤外線免疫療法（near-infrared photo-immunotherapy；NIR-PIT）

NIR-PIT は近年注目を集めているがん治療法の 1 つで，がん細胞表面に発現している抗原に対するモノクローナル抗体と IR700 という phthalocyanine の誘導体を結合させた化合物を使用する[18]．IR700 は近赤外線照射によって励起し抗体の結合している細胞の細胞膜脂質二重膜を障害することで細胞死を誘導する．がん細胞表面のみに発現する抗原に対するモノクローナル抗体を結合させることでがん細胞に選択的な細胞障害を可能とする．Epidermal growth factor receptor（EGFR）に対するモノクローナル抗体であるセツ

キシマブと IR700 の結合した RM1929 を使用した切除不能頭頸部扁平上皮癌を対象にした第 1/2 相臨床試験では，評価された 8 例のうち完全奏効 3 例を含む 6 例で奏効，疾患制御率は 100％と高い効果が認められ，現在日本を含めた国際共同第 3 相試験を実施中である．メラノーマに対する NIR-PIT はいまだ研究段階ではあるが，いくつかの有力な選択肢が報告されている．1 つは制御性 T 細胞や骨髄由来抑制細胞を標的にした NIR-PIT で，CD25 や CCR4，あるいは CXCR2 に対する抗体を使用することでこれらの免疫抑制細胞を選択的に障害し，免疫チェックポイント阻害薬の効果を増強させることがマウスモデルでは報告されている．また，メラノーマ細胞に発現した CD146 を対象にした NIR-PIT の報告もあり，今後さらなる研究の蓄積と臨床応用が期待される治療法である．

2．ホウ素中性子補捉療法（boron neutron capture therapy；BNCT）

BNCT はホウ素と熱中性子との核反応で生じる α 線によってがん細胞を選択的に破壊する放射線治療である[19]．ホウ素を付加されたアミノ酸であるパラボロノフェニルアラニンは，メラニン合成に必須であるチロシンと類似した構造でありメ

ラノーマ細胞に高い集積性を示す．ホウ素を取り込んだメラノーマ細胞に熱中性子を照射することで，ホウ素は核反応によりα線とリチウムを生じるが，それぞれ $9\,\mu m$ と $4\,\mu m$ しか飛ばないため，周囲の正常細胞を避けてメラノーマ細胞選択的に傷害することができる．メラノーマに対する治療として開発されたが，現在では脳腫瘍や頭頸部癌などほかのがん種でも治療開発が進んでいる．BNCT を実施した症例を示す（図 1）．多発リンパ節転移，皮膚転移は BNCT 施行後より著明に縮小した．2020 年 1 月現在，BNCT は保険適用外ではあるものの，従来使用されてきた原子炉による中性子源から小型加速器による中性子源へと機器の開発も進みつつあり，国内でもメラノーマ，血管肉腫を対象とした臨床試験も開始されるなど，近年治療開発が進んできている．進行中の臨床試験によっては実用化が進み，実臨床への導入も考えられる治療法である．

文　献

1) NCCN Clinical Practice Guidelines in Oncology (NCCN Guidelines®)：Cutaneous Melanoma, Version 1. 2020- December 19, 2019(https://www.nccn.org/professionals/physician_gls/pdf/cutaneous_melanoma.pdf).

2) Hedblad MA, Mallbris L：Grenz ray treatment of lentigo maligna and early lentigo maligna melanoma. *J Am Acad Dermatol*, **67**：60-68, 2012.

3) Wada H, Nemoto K, Ogawa Y, et al：A multi-institutional retrospective analysis of external radiotherapy for mucosal melanoma of the head and neck in northern Japan. *Int J Radiat Oncol Biol Phys*, **59**：495-500, 2004.

4) Koto M, Demizu Y, Saitoh J, et al：Multicenter study of carbon-ion radiation therapy for mucosal melanoma of head and neck：subanalysis of the Japan Carbon-Ion Radiation Oncology Study Group(J-CROS)study(1402HN). *Int J Radiat Oncol Biol Phys*, **97**：1054-1060, 2017.

5) Zenda S, Akimoto T, Mizumoto M, et al：Phase II study of proton beam therapy as a nonsurgical approach for mucosal melanoma of the nasal cavity or para-nasal sinuses. *Radiother Oncol*, **118**：267-271, 2016.

6) Demizu Y, Fujii O, Terashima K, et al：Particle therapy for mucosal melanoma of the head and neck. *Strahlenther Onkol*, **190**：186-191, 2014.

7) Verma V, Mehta MP：Clinical outcomes of proton radiotherapy for uveal melanoma. *Clin Oncol*, **28**：e17-e27, 2016.

8) Varey AHR, Goumas C, Hong AM, et al：Neurotropic melanoma：an analysis of the clinicopathological features, management strategies and survival outcomes for 671 patients treated at a tertiary referral enter. *Mod Pathol*, **30**：1538-1550, 2017.

9) Agrawal S, Kane JM 3rd, Guadagnolo BA, et al：The benefits of adjuvant radiation therapy after therapeutic lymphadenectomy for clinically advanced, high-risk, lymph node-metastatic melanoma. *Cancer*, **115**：5836-5844, 2009.

10) Henderson MA, Burmeister BH, Ainslie J, et al：Adjuvant lymph-node field radiotherapy versus observation only in patients with melanoma at high risk of further lymph-node field relapse after lymphadenectomy(ANZMTG 01.02/TROG 02.01)：6-year follow-up of a phase 3, randomized controlled trial. *Lancet Oncol*, **16**：1049-1060, 2015.

11) Sause WT, Cooper JS, Rush S, et al：Fraction size in external beam radiation therapy in the treatment of melanoma. *Int J Radiat Oncol Biol Phys*, **20**：429-432, 1991.

12) Chow R, Hoskin P, Hollenberg D, et al：Efficacy of single fraction conventional radiation therapy for painful uncomplicated bone metastases：a systematic review and meta-analysis. *Ann Palliat Med*, **6**：125-142, 2017.

13) Katz HR：The results of different fractionation schemes in the palliative irradiation of metastatic melanoma. *Int J Radiat Oncol Biol Phys*, **7**：907-911, 1981.

14) Youland RS, Blanchard ML, Dronca R, et al：Role of radiotherapy in extracranial metastatic malignant melanoma in the modern era. *Clin Transl Radiat Oncol*, **6**：25-30, 2017.

15) Hong AM, Fogarty GB, Dolven-Jacobsen K, et

al：Adjuvant whole-brain radiation therapy compared with observation after local treatment of melanoma brain metastases：a multicenter randomized phase Ⅲ trial. *J Clin Oncol*, **37**：3132-3141, 2019.

16) Hecht M, Zimmer L, Loquai C, et al：Radiosensitization by BRAF inhibitor therapy-mechanism and frequency of toxicity in melanoma patients. *Ann Oncol*, **26**：1238-1244, 2015.

17) Mowery YM, Patel K, Chowdhary M, et al：Retrospective analysis of safety and efficacy of anti-PD-1 therapy and radiation therapy in advanced melanoma：A Bi-institutional study. *Radiother Oncol*, **138**：114-120, 2019.

18) Kobayashi H, Choyke PL：Near-infrared photoimmunotherapy of cancer. *Acc Chem Res*, **52**：2332-2339, 2019.

19) Suzuki M：Boron neutron capture therapy (BNCT)：a unique role in radiotherapy with a view to entering the accelerator-based BNCT era. *Int J Clin Oncol*, **25**：43-50, 2020.

MB Derma, **298** : 77-83, 2020.

◆特集／いま基本にかえるメラノーマ診療

メラノーマの経過観察法

山﨑　修*

Key words：メラノーマ（melanoma），経過観察（follow up），再発（recurrence），転移（metastasis），PET（positron emission tomography）

Abstract　近年，進行期メラノーマの新規治療が生存期間の延長に寄与している．術後の局所再発や遠隔転移を早期に検出できれば早期治療につながるため，病期に合わせた定期的な経過観察がこれまで以上に患者にとって有益となる．経過観察期間や間隔についてのエビデンスは少ないが，ガイドラインでは病期別に経過観察の間隔が推奨されている．また画一的な血液検査や画像検査は推奨されていない．メラノーマの治療や画像機器が進歩しても，患者を慎重に経過観察する姿勢は変わらず，丁寧な問診と診察が必要である．一律に経過観察方法を決めるのではなく，病期によって患者と相談しながら検査や間隔を決めていくことが大切である．

はじめに

近年，進行期メラノーマに対する免疫チェックポイント阻害薬や BRAF＋MEK 阻害薬などの新規治療が生存期間の延長に寄与している．術後の局所再発や遠隔転移を早期に検出できれば早期治療につながるため，病期に合わせた診断・治療後の慎重な経過観察がこれまで以上に患者にとって有益である．ガイドラインでは画一的な血液検査や画像検査は推奨されていないが，病期別の経過観察法について概説する．

メラノーマの予後についての説明

皮膚悪性腫瘍学会皮膚がん予後統計委員会により，本邦のメラノーマの病期別 5 年生存率が示されている[1)2)]．病期ⅠA 98.0％，ⅠB 93.9％，ⅡA 94.8％，ⅡB 82.4％，ⅡC 71.8％，ⅢA 75.0％，ⅢB 61.3％，ⅢC 41.7％，Ⅳ 17.7％である[2)]．術後補助療法の選択や経過観察の重要性を共有する

うえで，病期決定後の予後のインフォームドコンセントは大変重要である．竹之内らによる 1989〜2011 年までに治癒切除が行われた病期Ⅰ〜Ⅲまでの皮膚原発メラノーマ 184 例の検討によると，再発 66 例における再発までの平均期間は，病期Ⅰで 46 か月，Ⅱで 14.5 か月，Ⅲで 7 か月であった[3)]．再発様式は局所再発 5 例（8％），in-transit 転移 18 例（27％），所属リンパ節転移 23 例（35％），遠隔転移 20 例（30％）であった[3)]．再発時期，再発様式，転移を生じやすい臓器を十分説明し，患者のセルフチェックの指導も行う．さらに，上記説明は経過観察の診察時に度々繰り返し，5 年以降も生存率が下がることについても強調しておく．

経過観察方法

メラノーマ患者の原発巣治療後の定期的経過観察の主目的は治療可能な転移や局所再発を早期に発見することであるが，経過観察の間隔や方法に関しては，エビデンスに基づいた明確な基準はない．Garbe ら[4)]が実施した経過観察方法の前向き臨床研究では病期別に 6〜12 か月ごとに診察，リンパ節のエコー検査，胸部 X 線，腹部エコー検

---

* Osamu YAMASAKI，〒700-8558 岡山市北区鹿田町 2-5-1　岡山大学大学院医歯薬学総合研究科皮膚科学分野，准教授

表 1. 病期別の経過観察方法（NCCN）

病　期	経過観察方法
共　通	・年 1 回のリンパ節と皮膚に重点を置いた病歴聴収と診察. ・全身撮影，デジタルダーモスコピー，およびその他の画像技術を含む診断前の臨床モダリティは，多発の色素斑や dysplastic nevus のある患者の新規の原発黒色腫の早期発見を強化する可能性がある. ・通常の皮膚やリンパ節のセルフチェックの教育. ・ピーク時の日光回避，遮光衣服，帽子，アイウェアの使用，および特に日光過敏症/白色肌を持つ個人の露光部への広範囲の日焼け止めの定期的な使用などを含む，紫外線防御の基本に関する患者教育. ・リンパ節の触診で転移が疑わしい患者では，短期間の追跡または追加の画像診断を考慮すべきである. ・臨床検査と US のサーベイランスの頻度は，2 つの前向き無作為化試験に準じる. ・最初の 2 年は 4 か月に 1 回，次の 3〜5 年は 6 か月ごと. ・メラノーマの素因となる可能性のある遺伝子変異の検査が必要な場合がある.
0(*in situ*)	・年 1 回の皮膚に重点を置いた病歴聴収と診察. ・ルーチンの血液検査は推奨されない. ・特異的な症状・徴候がなければ，ルーチンの画像検査は推奨されない.
ⅠA〜ⅡA	・6〜12 か月ごとの 5 年間の皮膚およびリンパ節に重点を置いた病歴聴収と診察. ・ルーチンの血液検査は推奨されない. ・特異的な症状・徴候がなければ，ルーチンの画像検査は推奨されない. ・特異的な症状・徴候があれば画像検査を行う.
ⅡB〜Ⅳ	・2 年間は 3〜6 か月，次の 3 年間は 3〜12 か月ごとの観察，その後は臨床的な適応に応じて年に 1 回のリンパ節および皮膚に重点を置いた病歴聴収と診察. ・ルーチンの血液検査は推奨されない. ・特異的な症状・徴候があれば画像検査を行う. ・センチネルリンパ節生検が陽性で所属リンパ節郭清術を受けなかった患者は，所属リンパ節のエコー検査あるいは CT を最初の 2 年間は 4 か月ごと，その後は 6 か月ごとの観察とし 5 年間継続する. ・5 年経過した場合，症状を伴わない再発巣や転移巣の検出にルーチンの画像検査は推奨されない.

査，血液検査などが施行された．その結果，転移発見の契機は診察 47%，リンパ節超音波 13.7%，胸部 X 線 5.5%，腹部超音波 3.7%，CT 23.7%，血液検査 1.4%，シンチグラフィー 1.4% であった．診察の重要性が示されている．CT に関しては，大部分が転移の疑われる症例にのみ施行された後ろ向き研究であり[5)6)]，定期的な検査によって生存率が改善することは示されていない.

経過観察の間隔に関する Deckers らの検討では，病期ⅠB〜ⅡC で一律に 1 年目は 4 回，2 年目は 3 回，3〜5 年目は 2 回の観察を行う従来の観察群と，病期ⅠB ではすべて年 1 回，ⅡA では最初の 2 年は 2 回，その後は年 1 回，ⅡB〜ⅡC では最初の 2 年は 3 回，3 年目は 2 回，4 年目以降は 1 回という，病期ごとに異なる試行的な観察群とに分け，Patient Reported Outcome（患者によって報告される治療結果，アウトカム）と費用を比較した[7)]．その結果，患者アウトカムに有意差はみられず，費用は試行的観察群のほうが安かった.

ガイドライン

National Comprehensive Cancer Network (NCCN)[8)] と American Academy of Dermatology (AAD)[9)] のガイドラインの経過観察法について表 1, 2 に示す．基本的には同様で，病期別に経過観察の間隔，観察項目，画像検査について記載されている．特記事項は，NCCN ガイドラインでは全病期を通じての共通観察項目が示されていることである．本邦のガイドライン総論[10)] では，両者のガイドラインをまとめる形で記載され，クリニカルクエスチョンにより定期的な画像検査を提案することが推奨されている.

1．共通観察項目

NCCN のガイドラインでは，全病期のすべての患者に対する共通観察項目として以下を挙げている．① 年 1 回のリンパ節と皮膚に重点を置いた病歴聴収と診察．② 全身撮影，デジタルダーモスコピー，およびその他の画像技術を含む臨床モダリティは，多発の色素斑や dysplastic nevus のある

表 2. 病期別の経過観察法（AAD）

病　期	経過観察の間隔と期間	観察項目	画像検査
0	6〜12 か月の間隔で 1〜2 年, その後は 1 年に 1 回	局所再発および新規の原発メラノーマを確認するための, 全身皮膚の評価に重点を置いた診察	必要なし
I A〜II A	6〜12 か月の間隔で 2〜5 年間, その後は 1 年に 1 回	皮膚および所属リンパ節に特に重点を置いた病歴聴取と診察	必要なし
II B〜IV	3〜6 か月の間隔で 2 年間, 6 か月間隔で 3〜5 年間, その後は 1 年に 1 回	皮膚および所属リンパ節に特に重点を置いた病歴聴取と診察	3〜5 年間は胸部 X-p, 胸部, 腹部, 骨盤 CT, 頭部 MRI, PET-CT などの画像検査を施行してもよい. 画像検査の間隔は再発のリスクに応じて考慮する

患者の新規メラノーマの早期発見を強化する可能性がある. ③ 通常の皮膚やリンパ節のセルフチェックの教育. ④ 紫外線防御の基本に関する患者教育. ⑤ リンパ節の触診で転移が疑わしい患者では, 短期間の再診または追加の画像診断を考慮すべきである. ⑥ 臨床検査とリンパ節のエコー検査のサーベイランスの頻度は, 前向き無作為化比較試験[11]に準じて, 最初の 2 年間は 4 か月ごと, 次の 3〜5 年目は 6 か月ごとに継続する. ②, ④ については白人と異なり, 多発性のメラノーマの頻度の低い本邦の患者にはそぐわない内容であり, 個々の症例において検討されるべきである.

2. 病期 0（in situ）

NCCN ガイドラインでは, 病期 0 症例の治癒切除後の年に 1 回の皮膚に重点を置いた経過観察, AAD のガイドラインでは, 6〜12 か月ごとの間隔で 1〜2 年間, その後は年 1 回の経過観察を行う. 両ガイドラインもいつまで経過観察するかは言及されていない. また, 症状のない再発・転移をスクリーニングするためのルーチンの血液検査, 画像検査は推奨されていない. 我々も個々の症例により 1〜5 年以上経過観察しているが, 5 年生存率は 100％ で転移は経験していない. 局所再発を念頭に経過観察している.

3. 病期 I A〜II A

NCCN, AAD のガイドラインともに, リンパ節と皮膚に重点を置いて, 病歴聴取と診察を 6〜12 か月ごとに 5 年間行う. その後は臨床的な適応に応じて年 1 回の観察を行う. 症状のない再発・転移をスクリーニングするためのルーチンの画像検査は推奨されない. 特異的な再発・転移の症状・

徴候があれば画像検査を行う. この病期では, 術後補助療法も推奨されない. しかし, 稀に転移の可能性はあることを経過観察中に説明しておくことは大切である.

4. 病期 II B〜IV

リンパ節と皮膚に重点を置いて, 病歴聴取と診察を 3〜6 か月ごとに 2 年間行う. その後 3 年間は 3〜12 か月ごとに観察し, さらに臨床的な適応に応じて年 1 回の観察を行う. 再発巣や転移巣を検出するため, 定期的な画像検査を最初の 2 年間は 3〜12 か月ごとに考慮する. 術後 3〜5 年経過した場合, 6〜12 か月ごとに考慮する. 5 年以上では症状を伴わない再発巣や転移巣の検出にルーチンの画像検査は推奨されない. 本邦においては, CT の国内における高い普及率と技術の進歩より, リンパ節転移のスクリーニングを CT で行う場合もあり得る[10]. 治癒切除から 5 年を目処に経過観察し, 5 年以降は遅発転移の可能性を考慮して, 患者の希望により年に 1 度の画像検査を行う. 脳転移の検索として病期 III C 以上では, 症状がなくても 3 年間は頭部 MRI の撮影が推奨される[10)12)]. リンパ節転移があった症例では, リンパ節腫脹や in-transit 転移のセルフチェックを指導する.

5. 術後補助療法を施行した場合

NCCN や AAD のガイドラインでは術後補助療法をした場合の経過観察方法は記載されていない. 2018 年より術後補助療法が開始となり, 経過観察の間隔はガイドラインと実際には異なる. 抗 PD-1 抗体の術後補助療法は 2〜3 週間ごとになる（米国ではより間隔を空けた投与法も認可されている）. BRAF＋MEK 阻害薬の内服についても,

開始当初は1～2週間の経過観察が必要であろう．術後補助療法中またはその後も，病期に応じた定期的な画像検査を行うことを考慮すべきであろう．

血液検査

メラノーマにおける有用な腫瘍マーカーは確立されていない．LDH，S100-β，melanoma inhibitory activity(MIA)，neuron-specific enolase(NSE)，メラニン代謝産物である5-S-cysteinyldopa(5-S-CD)などが知られているが，これらは一般に進行期の患者血清でのみ異常値を示す場合が多く，転移・再発の検出，病勢や治療効果の評価に用いるのが適切と考えられる[13]．

5-S-CDはメラノーマ患者の尿中・血中に認められることから，1970年代より腫瘍マーカーとしての評価が行われるようになった．様々な検討と改良の結果，血清をアルミナ吸着処理後にHPLCで測定する手法が日本で開発され，現在も利用されている[14]．保険適用はなく，外注検査である．主に病期III以降の転移性メラノーマにおいて有意に上昇するが[15)16]，メラノーマの切除によって低下すること，あるいは転移・再発時に上昇することも報告されている[17]．最近ではニボルマブ投与開始から比較的早期に治療効果を反映する可能性も指摘されている[18]．人種間差や季節変動，妊娠・腎機能低下・アガリクス摂取による上昇などが報告されているため，注意が必要である[19)20]．

画像検査

メラノーマの経過観察時の定期的な画像検査については本邦のガイドラインで詳細に検証されている．定期的な画像検査による生存期間の比較を行った無作為比較試験は2件ある[21)22]．病期IBとIIAの症例を対象にエコー検査を定期的に施行した群と施行しなかった群で，生存期間に有意差はみられなかった[21]．また，病期IIAとIIBの症例を対象に胸部X線を含め画像検査を施行した群と施行しなかった群を比較し，生存期間に有意差はみられなかった[22]．その他の後ろ向き研究を含

め，定期的な画像検査によって全生存期間の延長を示す根拠はなかった．しかしながら，病期IIB～IVの進行期ではNCCNガイドラインやAADのガイドラインでも画像検査を薦められていること，新規薬物治療により早期発見による早期治療介入が予後改善を期待できることを考慮されて，定期的な画像検査を提案することが推奨されている．

1．エコー検査

リンパ節の評価は，CT，MRIでは10mm未満のリンパ節転移を見つけることは困難であるが，エコー検査ではリンパ節をあらゆる角度から観察でき，血流評価をすることで，リンパ節転移の予測が可能である．リンパ節転移の診断に用いられる所見として，① リンパ節の厚み6mm以上，② 長径/短径比が低い，③ リンパ節門の偏在や消失，④ リンパ節門以外からの動静脈血流の流出入，⑤ 血管抵抗値の高値がある[23]．MLST-IIのランダム化比較試験[11]で，センチネルリンパ節陽性患者への早期リンパ節郭清術を推奨するエビデンスは得られず，NCCNガイドラインでは定期的なエコー検査が推奨されている．施行者によって技術に差が生じやすいため，一定の水準で経過観察できるかどうかが問題である．前述のように，エコー検査をすることにより生存期間に有意差は認められなかった[21]．

2．CT

一般に治療前の病期診断や，治療後にリンパ節や遠隔臓器などの転移巣の検索に使用されることが多い．空間分解能が高いため，病変の周囲臓器との位置関係や大きさ・形状の評価に適する．骨や血管への浸潤の評価にも使用できる[24]．造影CTは腫瘍のvascularity，間質成分の多寡，充実成分の有無などの評価が可能であり，腫瘍やリンパ節と血管との関係をみるのに有用である．検索範囲が広く，検査時間が短いのが利点である．メラノーマでも転移検索に広く利用されているが，実際に無症状のメラノーマ患者に対して有意な割合で再発を検出できるかどうかが問題となる．

サーベイランス CT による再発の検出は，病期ⅡおよびⅢで 24〜59％である[25]〜[27]．全身性の再発の少なくとも 50％程度を CT が最初に検出していた[26][28]．

本邦では普及率が高く，先進国における人口あたりの CT 装置数が最多である．しかしながら被曝を伴い，確定的影響として白内障など，確率的影響として発癌などのリスクを伴うので，十分配慮して施行する必要がある[29]．また，医療経済的な観点より検討もなされている．高リスクメラノーマ患者の follow up ガイドラインの多くには，費用対効果にほとんど注意を払わずに，高価な画像検査，血清バイオマーカー，皮膚科医への定期的な訪問が含まれている．病期ⅡB，ⅡC，Ⅲのメラノーマ症例 290 人を対象とした前向き単一施設コホート研究で，患者は 6 か月ごとに頸部〜骨盤 CT と脳 MRI を施行し，5 年の追跡調査を行い，各放射線処置の費用対効果を分析した．その結果，病期ⅡC およびⅢ期のメラノーマ症例の最初の 4 年間および病期ⅡB の最初の 3 年間は，転移の早期発見のための費用対効果が高かった[30]．

3．PET-CT

PET は 2-deoxy-2-[¹⁸F]fluoro-D-glucose (FDG)による陽電子（ポジトロン）断層検査(positron emission tomography；PET)は，全身のブドウ糖代謝の様相を三次元的に画像化する検査法である．リンパ節や遠隔臓器などの転移巣の検索に使用されることが多いが，病変の形態情報ではなく，代謝活性に基づいて診断するため CT，MRI より高い診断精度を示す場合が多い．メラノーマにおける PET-CT のシステマティックレビューでは PET の平均感度は 96％で，特異度は 92％であった[31]．メラノーマの転移の検出精度は，一次病期分類よりも再病期分類でより高く[32]，定期的な経過観察プログラムでの有用性を示しているが，質の高い前向き研究の数は少ない．それらのエビデンスの多くは PET-CT に焦点を合わせており，CT または MRI との比較データは少ない．PET-CT は高リスクの病期Ⅱ〜Ⅲ症例の無症候

性再発のかなりの割合を発見できるが，患者へ恩恵があるかどうかが重要である．Rueth ら[33]は 1,600 人のメラノーマ症例を 6 か月間隔の CT または PET-CT の画像サーベイランスおよび 5 年で，病期Ⅱの症例の 18.5％および病期Ⅲの症例の 33.1％に，外科的に治療可能な局所転移および遠隔転移再発を発見した．注目すべきは，年 1 回の画像診断では，再発の検出率が半年ごとの画像診断の半分以下に低下した．PET-CT は，病期ⅢC の症例の 8.4％に外科的に追加治療可能なものを特定したが，平均生存期間の延長はわずか 2 か月以下であった．

4．MRI

皮膚悪性腫瘍の原発巣の切除範囲や転移巣切除可否の判断に使用される．軟部組織の分解能に優れており，原発巣の深部組織への深達度を正確に評価できる[34]．組織コントラストが高いため，周囲組織への浸潤の確認が可能であり，転移巣切除可否の判断が可能となる．また，脳転移の検索としても有効である[35]．MRI によるメラノーマの脳転移のサーベイランスは少ないが，病期Ⅲおよび高リスクの病期Ⅱの患者において最初の再発部位として脳転移が MRI で発見されるのは 7〜13％とされている[26][27][29]．75％の脳転移が無症状のまま MRI で発見されている．脳 MRI の費用対効果が高いのは，病期ⅡC 期およびⅢ期のメラノーマ症例の経過観察の最初の 1 年でのみであった[33]．

近年，全身 MRI(Diffusion-weighted Whole body Imaging with Background Suppression；DWIBS)(背景抑制広範囲拡散強調画像)という頸部〜胸部・腹部・骨盤を一度の MRI 検査で撮影するがん検診法が開発されている[36]．拡散強調画像は，超急性期の脳梗塞を診断する場合に効力を発揮すると同時に，がん組織の病変部を検出することを可能にした．骨転移などに有用である[37]．PET-CT 検査と比較して DWIBS 検査の利点は，① 被曝がない，② 検査費用が安価，③ 食事制限の必要がない，④ 注射が不要，⑤ PET と異なり糖尿病で血糖値が高くても受けられることであ

る．肺や心臓周囲の病変検出が難しい場合がある．メラノーマの画像検査としても有用性が示されている[38]．

おわりに

最新のガイドラインを参考に，私見を交えて概説した．メラノーマの治療や画像機器が進歩しても，患者を慎重に経過観察する姿勢は変わらず，丁寧な問診と診察が必要である．一律に経過観察方法を決めるのではなく，病期によって患者と相談しながら，検査や間隔を決めていくことが大切である．

文 献

1) 皮膚悪性腫瘍学会皮膚がん予後統計委員会：Japanese Melanoma Study：Annual Report 2017.
2) Fujisawa Y, Yoshikawa S, Minagawa A, et al：Clinical and histopathological characteristics and survival analysis of 4594 Japanese patients with melanoma. *Cancer Med*, 8：2146-2156, 2019.
3) 竹之内辰也，高塚純子，酒井あかりほか：悪性黒色腫の術後再発―フォローアップはどうあるべきか―. *Skin Cancer*, 32：261-265, 2017.
4) Garbe C, Paul A, Kohler-Spath H, et al：Prospective evaluation of a follow-up schedule in cutaneous melanoma patients：recommendations for an effective follow-up strategy. *J Clin Oncol*, 21：520-529, 2003.
5) Johnson TM, Fader DJ, Chang AE, et al：Computed tomography in staging of patients with melanoma metastatic to the regional nodes. *Ann Surg Oncol*, 4：396-402, 1997.
6) Kuvshinoff BW, Kurtz C, Coit DG：Computed tomography in evaluation of patients with stage Ⅲ melanoma. *Ann Surg Oncol*, 4：252-258, 1997.
7) Deckers EA, Hoekstra-Weebers JEHM, Damude S, et al：The MELFO Study：A multicenter, prospective, randomized clinical trial on the effects of a reduced stage-adjusted follow-up schedule on cutaneous melanoma ⅠB-ⅡC patients-results after 3 years. *Ann Surg Oncol*, 27：1407-1417, 2020.
8) NCCN Clinical Practice Guidelines in Oncology, Cutaneous melanoma Version 1, 2020-December 19, 2019（https://www.nccn.org/professionals/physician_gls/pdf/cutaneous_melanoma.pdf）.
9) Swetter SM, Tsao H, Bichakjian CK, et al：Guidelines of care for the management of primary cutaneous melanoma. *J Am Acad Dermatol*, 80：208-250, 2019.
10) 中村泰大，浅井　純，井垣　浩ほか：皮膚悪性腫瘍ガイドライン第3版 メラノーマ診療ガイドライン 2019. 日皮会誌, 129：1759-1843, 2019.
11) Faries MB, Thompson JF, Cochran AJ, et al：Completion Dissection or Observation for Sentinel-Node Metastasis in Melanoma. *N Engl J Med*, 376：2211-2222, 2017.
12) Deschner B, Wayne JD：Follow-up of the melanoma patient. *J Surg Oncol*, 119：262-268, 2019.
13) Mouawad R, Spano JP, Khayat D：Old and new serological biomarkers in melanoma：where we are in 2009. *Melanoma Res*, 20：67-76, 2010.
14) Wakamatsu K, Fukushima S, Minagawa A, et al：Significance of 5-S-Cysteinyldopa as a Marker for Melanoma. *Int J Mol Sci*, 21：432, 2020.
15) Bánfalvi T, Gilde K, Boldizsár M, et al：Serum concentration of 5-S-cysteinyldopa in patients with melanoma. *Eur J Clin Invest*, 30：900-904, 2000.
16) Umemura H, Yamasaki O, Kaji T, et al：Usefulness of serum 5-S-cysteinyl-dopa as a biomarker for predicting prognosis and detecting relapse in patients with advanced stage malignant melanoma. *J Dermatol*, 44：449-454, 2017.
17) Shikuma K, Omasa M, Yutaka Y, et al：Treatment of primary melanoma of the lung monitored by 5-S-cysteinyldopa levels. *Ann Thorac Surg*, 87：1264-1266, 2009.
18) Omodaka T, Minagawa A, Uhara H, et al：Serum 5-S-cysteinyldopa behavior in the early phase of nivolumab treatment of 12 melanoma patients. *J Dermatol*, 45：1340-1344, 2018.
19) Asada Y, Arakawa S, Fujiwara S, et al：High serum level of 5-S-cysteinyldopa in chronic renal failure does not always indicate melanoma progression. *Br J Dermatol*, 151：515-516, 2004.
20) Konishi H, Yamanaka K, Mizutani H：Possible case for false-positive reaction in serum 5-S-cysteinyldopa levels in a patient with malignant

melanoma by ingestion of Agaricus blazei Murrill extract. *J Dermatol*, **37**：773-775, 2010.

21) Ribero S, Podlipnik S, Osella-Abate S, et al：Ultrasound-based follow-up does not increase survival in early-stage melanoma patients：A comparative cohort study. *Eur J Cancer*, **85**：59-66, 2017.

22) Kurtz J, Beasley GM, Agnese D, et al：Surveillance strategies in the follow-up of melanoma patients：too much or not enough? *J Surg Res*, **214**：32-37, 2017.

23) 元村尚嗣, 羽多野隆治：【皮膚外科のための皮膚軟部腫瘍診断の基礎】皮膚悪性腫瘍におけるリンパ節の画像評価. *PEPARS*, **100**：103-108, 2015.

24) 林 礼人, 平澤祐輔：【皮膚外科のための皮膚軟部腫瘍診断の基礎】皮膚軟部腫瘍における画像検査（CT, PET 検査）. *PEPARS*, **100**：95-102, 2015.

25) Lim KHJ, Spain L, Barker C, et al：Contemporary outcomes from the use of regular imaging to detect relapse in high-risk cutaneous melanoma. *ESMO Open*, **3**：e000317-6, 2018.

26) Podlipnik S, Carrera C, Sánchez M, et al：Performance of diagnostic tests in an intensive follow-up protocol for patients with American Joint Committee on Cancer（AJCC）stage ⅡB, ⅡC, and Ⅲ localized primary melanoma：a prospective cohort study. *J Am Acad Dermatol*, **75**：516-524, 2016.

27) Park TS, Phan GQ, Yang JC, et al：Routine computer tomography imaging for the detection of recurrences in high-risk melanoma patients. *Ann Surg Oncol*, **24**：947-951, 2017.

28) Romano E, Scordo M, Dusza SW, et al：Site and timing of first relapse in stage Ⅲ melanoma patients：implications for follow-up guidelines. *J Clin Oncol*, **28**：3042-3047, 2010.

29) 町田治彦, 石川拓也, 館 悦子ほか：【皮膚科医のための画像診断 アップデートガイド】皮膚科診療における CT 検査による医療被曝とは？ *MB Derma*, **217**：27-36, 2014.

30) Podlipnik S, Moreno-Ramírez D, Carrera C, et al：Cost-effectiveness analysis of imaging strategy for an intensive follow-up of patients with American Joint Committee on Cancer stage Ⅱ B, ⅡC and Ⅲ malignant melanoma. *Br J Dermatol*, **180**：1190-1197, 2019.

31) Danielsen M, Højgaard L, Kjær A, et al：Positron emission tomography in the follow-up of cutaneous malignant melanoma patients：a systematic review. *Am J Nucl Med Mol Imaging*, **4**：17-28, 2013.

32) Dinnes J, Ferrante di Ruffano L, Takwoingi Y, et al；Cochrane Skin Cancer Diagnostic Test Accuracy Group：Ultrasound, CT, MRI, or PET-CT for staging and re-staging of adults with cutaneous melanoma. *Cochrane Database Syst Rev*, **7**：CD012806, 2019.

33) Rueth NM, Xing Y, Chiang Y-J, et al：Is surveillance imaging effective for detecting surgically treatable recurrences in patients with melanoma? A comparative analysis of stage-specific surveillance strategies. *Ann Surg*, **259**：1215-1222, 2014.

34) 大塚正樹：皮膚悪性腫瘍の画像診断 MRI. *Skin Cancer*, **31**：80-84, 2016.

35) Mehrabian H, Detsky J, Soliman H, et al：Advanced magnetic resonance imaging techniques in management of brain metastases. *Front Oncol*, **9**：440, 2019.

36) 小林 憲：【皮膚科医のための画像診断 アップデートガイド】新しい全身画像検索法. *MB Derma*, **217**：1-8, 2014.

37) 吉田宗一郎, 高原太郎, 藤井靖久：DWIBS 法（ドゥイブス法）を用いた全身拡散強調 MRI 概要と泌尿器癌への応用. 泌外, **30**：263-270, 2017.

38) Jouvet JC, Thomas L, Thomson V, et al：Whole-body MRI with diffusion-weighted sequences compared with 18 FDG PET-CT, CT and superficial lymph node ultrasonography in the staging of advanced cutaneous melanoma：a prospective study. *J Eur Acad Dermatol Venereol*, **28**：176-185, 2014.

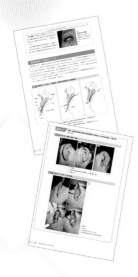
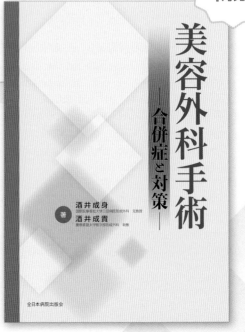

書評

美容外科手術
—合併症と対策—

著：酒井　成身（国際医療福祉大学三田病院形成外科　元教授）
　　酒井　成貴（慶應義塾大学医学部形成外科　助教）

貴志　和生（慶應義塾大学医学部形成外科学教室　教授）

酒井成身先生・成貴先生の共著による美容外科全般に対する手術法とその合併症と対策をまとめ上げた教科書である．酒井成身先生は，ライフワークとして乳房再建と眼瞼の手術を行ってこられたため，眼瞼と乳房手術について特に詳細に記述されているが，それ以外にもこれまでに幅広く手掛けてこられた美容外科手術全般について記載されてある．本書を読むと，美容外科は形成外科の一部であり，形成外科の延長線上にあるということを，改めて認識させられる．

本書はサブタイトルに「合併症と対策」とつけられている．美容外科は自費診療となるが，保険診療と自費診療で大きな違いは，自費診療になると患者の目指す満足度の閾値が格段に高くなり，それゆえ手術がうまくゆかなかった時の対価は大きい．もちろん合併症がない手術はありえないとしても，美容外科手術で恐ろしいのは，その合併症に対して，適切に対応できないことである．それゆえ，手術前の説明では，考えられるすべてのことをお話しして，手術に臨むが，それでも起きてしまった合併症に対して，確実なリカバリーショットを持っていることがどれほど強みになることか．これはすなわち，昨今問題となっている美容医療のトラブルをできるだけ回避する方法を提示しているに相違ない．言い換えれば，形成外科を修練したものでなければ，美容外科を行うべきではない，ということを提示しているのに等しい．ただ，形成外科を修練するとはいっても，各施設によっても症例や教育によってもいろいろばらつきはあるだろうと思われる．本書は，美容外科全般にわたっての広い範囲に対して，決して特殊でなく，一般的な内容で，しかも学問に根差して判りやすく解説されている．

読んでいると見た目が優しいお二人の外見とは違った，厳しい冬山の絶壁を登るような，凛とした教えが伝わってくる．よく，形成外科の親子鷹としてマスコミにも取り上げられる二人である．共著ではあるが，成身先生が，成貴先生にこうやって指導し，美容外科を伝授してこられたんだなという姿が目に浮かぶようである．美容外科を行う人必見の名著である．

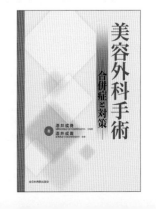

「美容外科手術
　—合併症と対策—」
著：酒井　成身（国際医療福祉大学三田病院形成外科　元教授）
　　酒井　成貴（慶應義塾大学医学部形成外科　助教）
ハードカバー A4 判　296 頁　定価（本体価格 20,000 円＋税）
ISBN：978-4-86519-271-1 C3047
発　行：全日本病院出版会

FAX による注文・住所変更届け

改定：2015 年 1 月

毎度ご購読いただきましてありがとうございます．

読者の皆様方に小社の本をより確実にお届けさせていただくために，FAX でのご注文・住所変更届けを受けつけております．この機会に是非ご利用ください．

◇ご利用方法

FAX 専用注文書・住所変更届は，そのまま切り離して FAX 用紙としてご利用ください．また，注文の場合手続き終了後，ご購入商品と郵便振替用紙を同封してお送りいたします．**代金が 5,000 円をこえる場合，代金引換便とさせて頂きます**．その他，申し込み・変更届けの方法は電話，郵便はがきも同様です．

◇代金引換について

本の代金が 5,000 円をこえる場合，代金引換とさせて頂きます．配達員が商品をお届けした際に，現金またはクレジットカード・デビットカードにて代金を配達員にお支払い下さい(本の代金＋消費税＋送料)．(※年間定期購読と同時に 5,000 円をこえるご注文を頂いた場合は代金引換とはなりません．郵便振替用紙を同封して発送いたします．代金後払いという形になります．送料は定期購読を含むご注文の場合は頂きません)

◇年間定期購読のお申し込みについて

年間定期購読は，1 年分を前金で頂いておりますため，代金引換とはなりません．郵便振替用紙を本と同封または別送いたします．送料無料，また何月号からでもお申込み頂けます．

毎年末，次年度定期購読のご案内をお送りいたしますので，定期購読更新のお手間が非常に少なく済みます．

◇住所変更届けについて

年間購読をお申し込みされております方は，その期間中お届け先が変更します際，必ずご連絡下さいますようよろしくお願い致します．

◇取消，変更について

取消，変更につきましては，お早めに FAX，お電話でお知らせ下さい．

返品は，原則として受けつけておりませんが，返品の場合の郵送料はお客様負担とさせていただきます．その際は必ず小社へご連絡ください．

◇ご送本について

ご送本につきましては，ご注文がありましてから約 1 週間前後とみていただきたいと思います．お急ぎの方は，ご注文の際にその旨をご記入ください．至急送らせていただきます．2〜3 日でお手元に届くように手配いたします．

◇個人情報の利用目的

お客様から収集させていただいた個人情報，ご注文情報は本サービスを提供する目的(本の発送，ご注文内容の確認，問い合わせに対しての回答等)以外には利用することはございません．

その他，ご不明な点は小社までご連絡ください．

株式会社 全日本病院出版会

〒 113-0033 東京都文京区本郷 3-16-4-7 F
電話 03(5689)5989　FAX03(5689)8030　郵便振替口座 00160-9-58753

FAX 専用注文用紙 5,000 円以上代金引換 (皮 '20.7)

Derma 年間定期購読申し込み（送料無料） □ 2020 年＿月～12 月　　□ 2019 年 1 月～12 月（定価 41,690 円）		
□ Derma バックナンバー申し込み 　No.		
Monthly Book Derma. 創刊 20 周年記念書籍 □ そこが知りたい 達人が伝授する日常皮膚診療の極意と裏ワザ（定価 13,200 円）		冊
Monthly Book Derma. 創刊 15 周年記念書籍 □ 匠に学ぶ皮膚科外用療法―古きを生かす，最新を使う―（定価 7,150 円）		冊
Monthly Book Derma. No. 294（'20.4 月増刊号） □ "顔の赤み" 鑑別・治療アトラス（定価 6,380 円）**新刊**		冊
Monthly Book Derma. No. 288（'19.10 月増大号） □ 実践！皮膚外科小手術・皮弁術アトラス（定価 5,280 円）		冊
Monthly Book Derma. No. 281（'19.4 月増刊号） □ これで鑑別は OK！ ダーモスコピー診断アトラス（定価 6,160 円）		冊
Monthly Book Derma. No. 275（'18.10 月増大号） □ 外来でてこずる皮膚疾患の治療の極意（定価 5,280 円）		冊
Monthly Book Derma. No. 268（'18.4 月増刊号） □ これが皮膚科診療スペシャリストの目線！ 診断・検査マニュアル（定価 6,160 円）		冊
Monthly Book Derma. No. 262（'17.10 月増大号） □ 再考！美容皮膚診療―自然な若返りを望む患者への治療のコツ―（定価 5,280 円）		冊
PEPARS 年間定期購読申し込み（送料無料） □ 2020 年＿月～12 月　　□ 2019 年 1 月～12 月（定価 42,020 円）		
□ PEPARS バックナンバー申し込み　　No.		
PEPARS No. 147（'19.3 月増大号） □ 美容医療の安全管理とトラブルシューティング（定価 5,720 円）		冊
PEPARS No. 135（'18.3 月増大号） □ ベーシック＆アドバンス 皮弁テクニック（定価 5,720 円）		冊
□ Kampo Medicine　経方理論への第一歩（定価 3,300 円）**新刊**		冊
□ ストレスチェック時代の睡眠・生活リズム改善実践マニュアル（定価 3,630 円）**新刊**		冊
□ 美容外科手術―合併症と対策―（定価 22,000 円）**新刊**		冊
□ 足育学 外来でみるフットケア・フットヘルスウェア（定価 7,700 円）		冊
□ ケロイド・肥厚性瘢痕 診断・治療指針 2018（定価 4,180 円）		冊
□ 実践アトラス 美容外科注入治療 改訂第 2 版（定価 9,900 円）		冊
□ Non-Surgical 美容医療超実践講座（定価 15,400 円）		冊
□ カラーアトラス 爪の診療実践ガイド（定価 7,920 円）		冊
□ スキルアップ！ニキビ治療実践マニュアル（定価 5,720 円）		冊
□ イチからはじめる 美容医療機器の理論と実践（定価 6,600 円）		冊
その他（雑誌名/号数，書名をご記入ください） □		冊

お名前	フリガナ		診療科
		要捺印	
ご送付先	〒　　　―		

TEL：	（　　　　）	FAX：	（　　　　）

FAX 03-5689-8030 全日本病院出版会行

年　　　月　　　日

住 所 変 更 届 け

お 名 前	フリガナ
お客様番号	毎回お送りしています封筒のお名前の右上に印字されております8ケタの番号をご記入下さい。
新お届け先	〒　　　　　　　都道府県
新電話番号	（　　　　　　　）
変更日付	年　　月　　日より　　　　月号より
旧お届け先	〒

※ 年間購読を注文されております雑誌・書籍名に✓を付けて下さい。

☐ Monthly Book Orthopaedics（月刊誌）
☐ Monthly Book Derma.（月刊誌）
☐ 整形外科最小侵襲手術ジャーナル（季刊誌）
☐ Monthly Book Medical Rehabilitation（月刊誌）
☐ Monthly Book ENTONI（月刊誌）
☐ PEPARS（月刊誌）
☐ Monthly Book OCULISTA（月刊誌）

FAX 03-5689-8030

全日本病院出版会行

バックナンバー 一覧

2020 年6月現在

Monthly Book

Derma.
デルマ

━ 2020 年度　年間購読料　42,130 円 ━
通常号 2,750 円（本体価格 2,500 円＋税）× 11 冊
増大号 5,500 円（本体価格 5,000 円＋税）× 1 冊
増刊号 6,380 円（本体価格 5,800 円＋税）× 1 冊

※各号定価：本体 2,500 円＋税（増刊・増大号は除く）
※ 2015 年以前のバックナンバーにつきましては，弊社ホームページ（https://www.zenniti.com）をご覧ください.

化粧・香粧品による 皮膚トラブルと患者指導

編集企画／川崎医科大学教授　　　青山　裕美

編集主幹：照井　正　日本大学教授
　　　　　大山　学　杏林大学教授

No. 298　編集企画：
爲政大幾　大阪国際がんセンター部長

Monthly Book Derma. No. 298

2020年7月15日発行(毎月15日発行)
定価は表紙に表示してあります.
Printed in Japan

発行者　　末　定　広　光
発行所　　株式会社　全日本病院出版会
〒 113-0033 東京都文京区本郷3丁目16番4号7階
　　　電話 (03)5689-5989　Fax (03)5689-8030
　　　郵便振替口座 00160-9-58753
印刷・製本　三報社印刷株式会社　　　電話 (03)3637-0005
広告取扱店　㈱メディカルブレーン　　電話 (03)3814-5980

© ZEN・NIHONBYOIN・SHUPPANKAI, 2020